Christian Koch

HATHA-YOGA IM SPORT

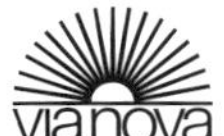

Christian Koch

HATHA-YOGA IM SPORT

Die moderne Sportwissenschaft
trifft auf Grundprinzipien
der Körperpraxis des Yoga

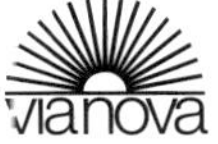

VERLAG – HINWEISE

1. Auflage 2017
Verlag Via Nova, Alte Landstraße 12, 36100 Petersberg
Telefon: (06 61) 6 29 73
Fax: (06 61) 96 79 560
E-Mail: info@verlag-vianova.de
Internet: www.verlag-vianova.de
Umschlaggestaltung: Guter Punkt, München
Umschlagmotiv: © ZaZa Studio/Shutterstock (Hintergrund)
Illustrationen & Grafiken: Markus Weber, Guter Punkt;
unter Verwendung von Motiven von Thinkstock
Satz: Claudia Castiglione, Guter Punkt, München
Druck und Verarbeitung: Appel & Klinger, 96277 Schneckenlohe

ISBN 978-3-86616-404-8

HATHA-YOGA IM SPORT

Ein Buch, welches sich nicht nur an alle Athleten sowie Breiten- und Gesundheits-Sportler richtet, sondern ebenso den Trainer und den Sportlehrer darüber informiert, warum Yoga heute auch im Leistungssport immer mehr zur Anwendung kommt.

Mithilfe des sportwissenschaftlichen Teils erhält der interessierte Leser einen detaillierten Einblick in die Hintergründe der Muskelforschung mit deren Konsequenz auf ein »neues« Dehnen.

Mit diesem Buch haben der Trainer und der Athlet endlich einen Wegweiser in der Hand, der erklärt, warum heute das Aufwärm-Programm dynamischer erfolgt. Ebenso wird aufgezeigt, nach welchen Kriterien die verschiedenen Dehn-Varianten richtig einzusetzen sind und wie die vielen Vorteile des Yoga das moderne Training gewinnbringend bereichern können.

Im anschließenden praktischen Teil werden zum einen für ausgewählte Sportarten deren spezielle Aufwärm-Programme vorgestellt, um die Leistungsfähigkeit deutlich zu erhöhen. Zum anderen wird schrittweise aufgezeigt, wie die Anwendung der geeigneten Yoga-Übungen zu erfolgen hat, um die Regeneration zu unterstützen, einer einseitigen Trainings-Entwicklung wirkungsvoll entgegenzuwirken und die Verletzungsanfälligkeit im Sport zu reduzieren.

Ein Muss für jeden Trainer, der wissen will, warum immer mehr namhafte Sportler so sehr an Yoga glauben!

DANKSAGUNG

Dieses Buch, so wie Sie es in den Händen halten, gelingt nur dann, wenn man sich als Autor regelmäßig und ebenso aufmerksam wie kritisch dem sehr wohl interessanten Thema »Beweglichkeit und Dehnen im Sport« widmet.

Für diese Geduld und Nachsicht, welche natürlich viel Zeit sowohl im Büro als auch bei der praktischen Umsetzung in den Lehrgängen erfordert, danke ich ganz liebevoll meiner Frau **Evelyn**. Hier erhält der Begriff Toleranz eine neue Bedeutung!

Zum anderen lebt dieses Buch von seinen Grafiken und Illustrationen, welche durch das Team **Guter Punkt** in München sowie dem Verlag **VIA NOVA** so hervorragend und anschaulich entworfen und umgesetzt wurden.

Gleichwohl geht mein Dank an Horst Anger (www.ha-photo.de), der mit viel Geduld und seiner ruhigen Art all die tollen Fotos entworfen hat.

VORWORT

Als Sportwissenschaftler und Sportlehrer verfolge ich stets mit großem Interesse sowohl die regelmäßig erscheinenden Innovationen an Trainings-Equipment, insbesondere in der Fitness-Szene, als auch die »neuen« Trainingsmethoden, welche gerade im Hochleistungs-Sport häufig ihre Erstanwendung finden. Denn meist geben Erfolge wie Misserfolge auch darüber Auskunft, ob und inwieweit sich das »andere« Training oder die Veränderung der Inhalte und der Materialien bewährt hat.

Als bekannte Beispiele hierfür sind z.B. das **Stabilisations-Training** (auch als Propriozeptives Training mit TRX®-Schlingen beschrieben) oder das **Gedächtnis- und Koordinations-Training** (i.S. von Brain-Fitness oder Life-Kinetik®) zu nennen, welche seit vielen Jahren einen festen Bestandteil im Hochleistungs-Sport einnehmen und mittlerweile auch im Breiten- und Gesundheits-Sport ihren berechtigten Einsatz erlangen.

Schlingentrainer- u. Brain-Fitness-Übungen

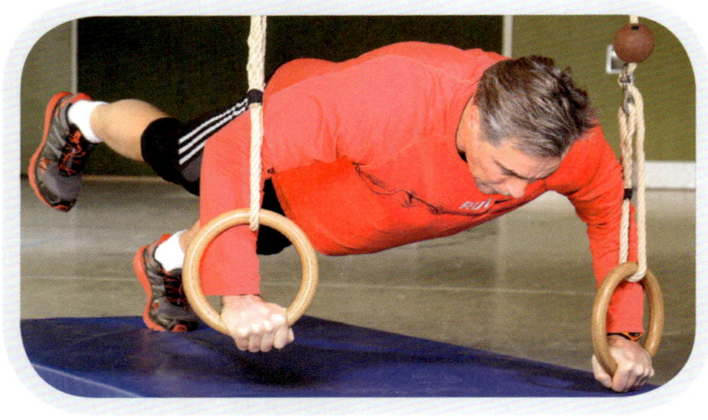

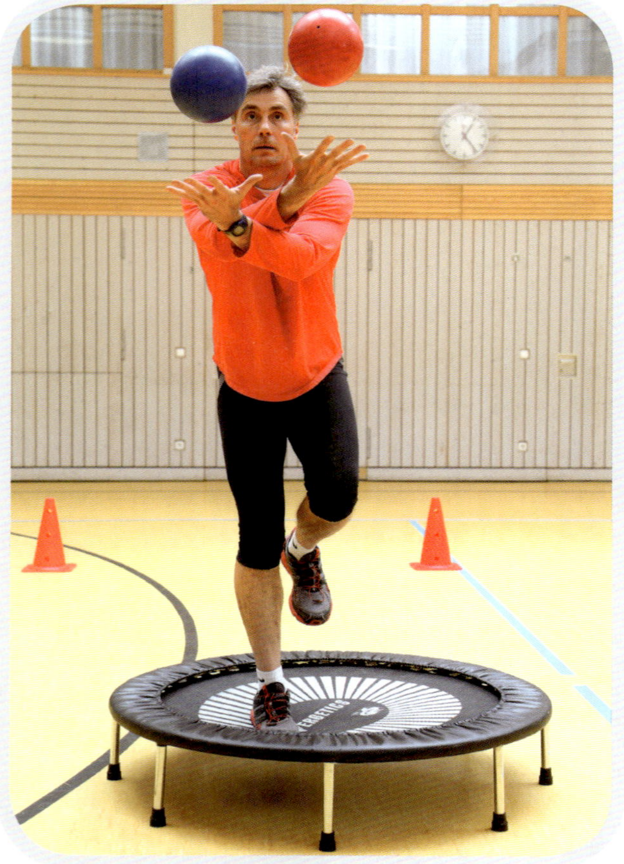

Natürlich soll es dabei aber nicht nur bei der reinen Beobachtung bestimmter wie zeitgemäßer Trends bleiben.

In meiner weiteren Funktion als Referent für die Ausbildung von Trainern und Übungsleitern im Verein (BLSV) sowie von Sportlehrern (LASPO) ist es wichtig, diese Neuerungen im Weiteren zu hinterfragen und – wenn möglich – auf der Grundlage von sportwissenschaftlichen bzw. sportmedizinischen Untersuchungen und Studien schlüssig erklären zu können.

Denn gerade der aufmerksame Trainer und Sportler möchte allzu oft über ein »neues« Thema eine fundierte und zuverlässige Aussage einholen, eben weil die vielen Meinungen, insbesondere in den Foren des Internets, doch überwiegend nur auf einer subjektiven Wahrnehmung (z.B. »... ich fühle mich dadurch besser ...!« oder »... ich spüre die Energie fließen ...!«) beruhen.

Ein typisches Beispiel hierfür ist der Hype um das **Faszien-Training** bzw. der bisweilen wahllose Einsatz der sogenannten **Faszien-Rolle**. So wertvoll die vielen Erkenntnisse durch die Faszien-Forschung einerseits sind, so differenziert sollte doch andererseits deren Anwendung stattfinden. Denn wenn diese Behandlungsmethode von hierfür speziell ausgebildeten Manual-Therapeuten nur unter bestimmten Voraussetzungen gezielt und punktgenau zur Anwendung kommt, scheint ein Faszien-Training für jedermann im Fitness-Studio oder als Vereinskurs doch eher bedenklich.

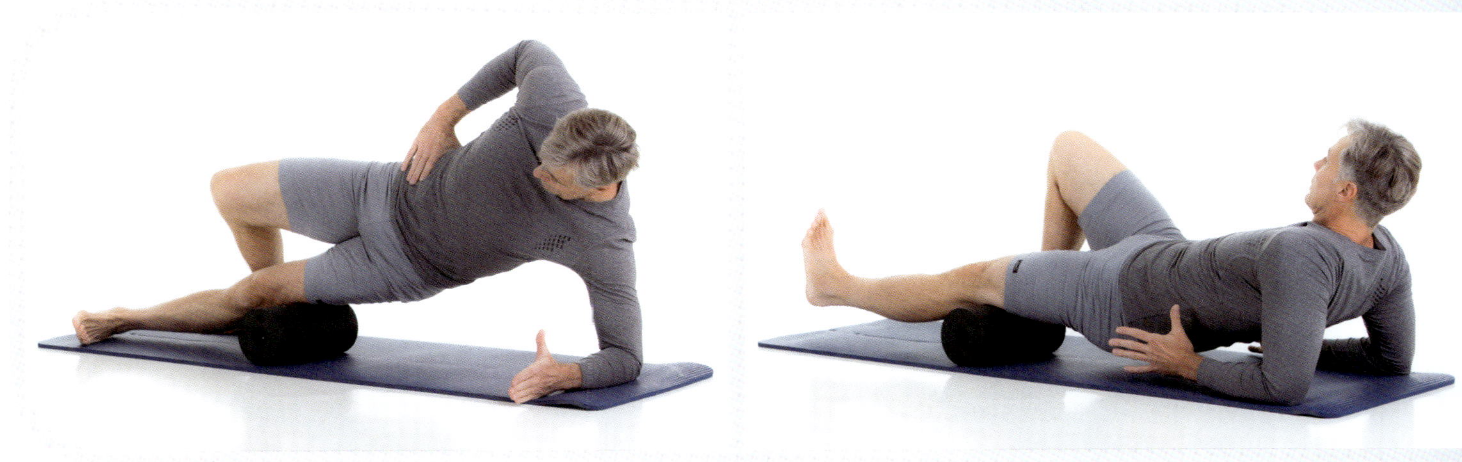

Faszientraining mit der Rolle

Eng verbunden mit diesem Thema ist natürlich auch der Trend **Yoga**. Seit mehreren Jahren erfährt Yoga einen wahren Boom und beschränkt sich eben nicht mehr nur auf eine kleine Gruppe von Yoga-Anhängern. Im Gegenteil, immer mehr Hochleistungs-, Breiten- und Gesundheits-Sportler nehmen die wohltuenden Effekte bei der Anwendung von Yoga wahr.

Aber wie lässt sich nun dieser Zuspruch, ja diese Begeisterung, gerade aus sport- und trainingswissenschaftlicher Sicht näher erklären?

Dabei ist es im Vorfeld wichtig, das »geeignete« Yoga für Sportler aus den vielen anderen Yoga-Formen auszuwählen. Während einige Varianten mehr Einfluss auf den Geist und die Entspannung nehmen (z.B. das **Nidra**-Yoga u. das **Yin**-Yoga) oder durch kraftvolle wie intensive dynamische Ausführungen (z.B. das **Asthanga-Vinyasa**-Yoga) verstärkt die Ausdauer trainieren, stehen beim (westlichen) **Hatha**-Yoga die Elemente Kraft und Beweglichkeit im Vordergrund.

Für das vorliegende Buch **HATHA-YOGA IM SPORT** wurde daher die Auswahl bewusst auf das moderne **Hatha**-Yoga getroffen, eben weil zum einen die Ausführungsart langsam und kontrolliert stattfindet, zum anderen bei der Anwendung gleichwohl die Haltung, die Atmung sowie die Koordination mittrainiert werden.

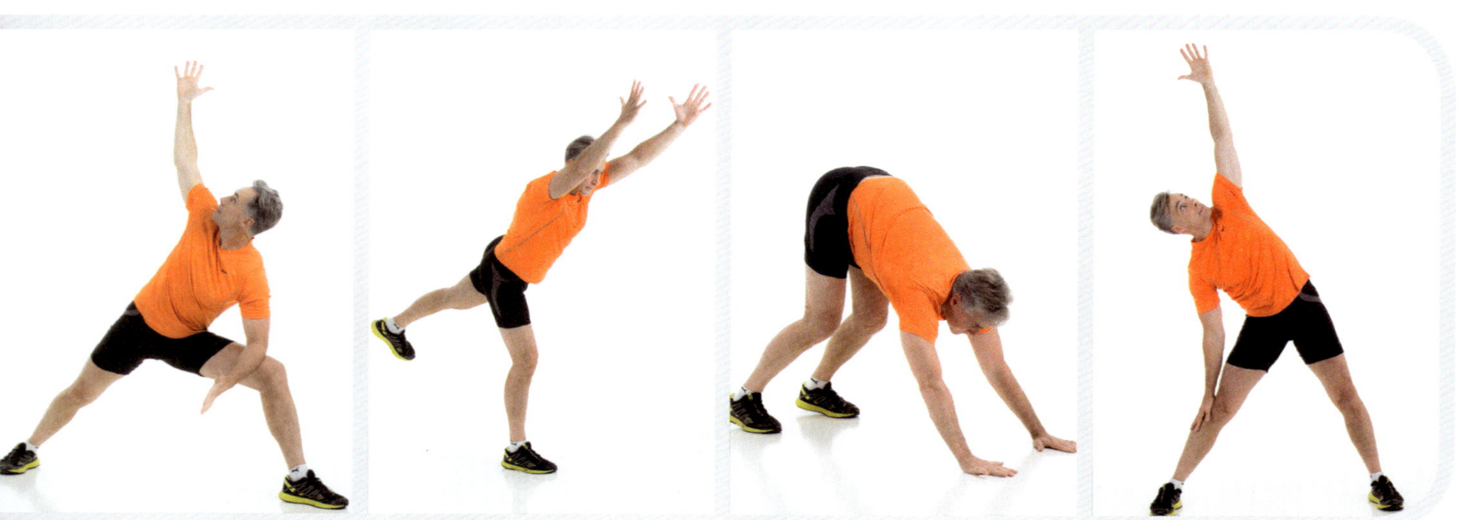

Hatha-Yoga-Übung für Kraft, Koordination u. Beweglichkeit

Meine Intention, dieses Buch zu schreiben, obgleich ich persönlich doch nur als »Konsument« an Yoga-Kursen teilnehme und spezielle Übungen gezielt als Ausgleichstraining verwende, ist die Weitergabe des Wissens und Verstehens der positiven Wirkungen, insbesondere auf das »sensible« Organ Muskel.

Denn bei der Vielzahl an Yoga-Büchern fällt auf, dass es oft nur bei einer Wiedergabe von Übungen (Asanas) bleibt, teilweise für jedermann und mit nicht belegten Wirkungen auf Körper und Geist. Nur selten widmen sich Yoga-Bücher speziell einer bestimmten Zielgruppe (z.B. Yoga für Ältere oder Yoga bei Rückenschmerzen).

Was jedoch noch fehlt, ist ein Buch für **Trainer** und **Sportler**, welches schlüssig und fundiert erklärt, warum Yoga eine größere Wirkung erzielt als z.B. das herkömmliche Dehnen und Stretching.

Weiter wird mit diesem Buch schrittweise aufgezeigt, wie die Erkenntnisse aus der Sportwissenschaft einen Einfluss auf das moderne Training haben.

In der Konsequenz bedeutet dies, dass ein Warm-up heute dynamischer zu erfolgen hat, die Beweglichkeit verstärkt auch über die Kräftigung der »schwachen« Muskeln stattfinden muss sowie das Ausgleichs-Training eben auf Yoga und das Faszien-Training zurückgreift.

Denn erst mithilfe dieser bisweilen neuen Informationen um den aktiven Bewegungsapparat Muskulatur können Trainer und Sportler nun sicher, gezielt und wirkungsvoll die richtige Auswahl aus der Fülle an Trainingsmaßnahmen für die Steigerung der Leistungsfähigkeit und die Verbesserung der Beweglichkeit treffen.

Im Anschluss an den sportwissenschaftlichen Teil werden für einige spezielle Sportarten die geeigneten Aufwärm-, Ausgleichs- und Yoga-Übungen gezeigt, sodass die Anwendung auch in der Praxis einfach und leicht umzusetzen ist.

Es bleibt dem Leser natürlich freigestellt, die bisweilen sehr detaillierte Analyse und Beschreibung im ersten, theoretischen Teil nur zu »überfliegen« und sich direkt die Tipps aus dem praktischen Teil einzuholen. Jedoch habe ich mich bemüht, die sportwissenschaftliche Analyse immer auch aus dem Blickwinkel des Trainers und Sportlehrers so zu schreiben, dass diese wichtigen Informationen gleichwohl wie eine didaktische Wegbereitung zu einem besseren Verstehen und daher leicht verständlich zu lesen sind.

Ihr Christian Koch

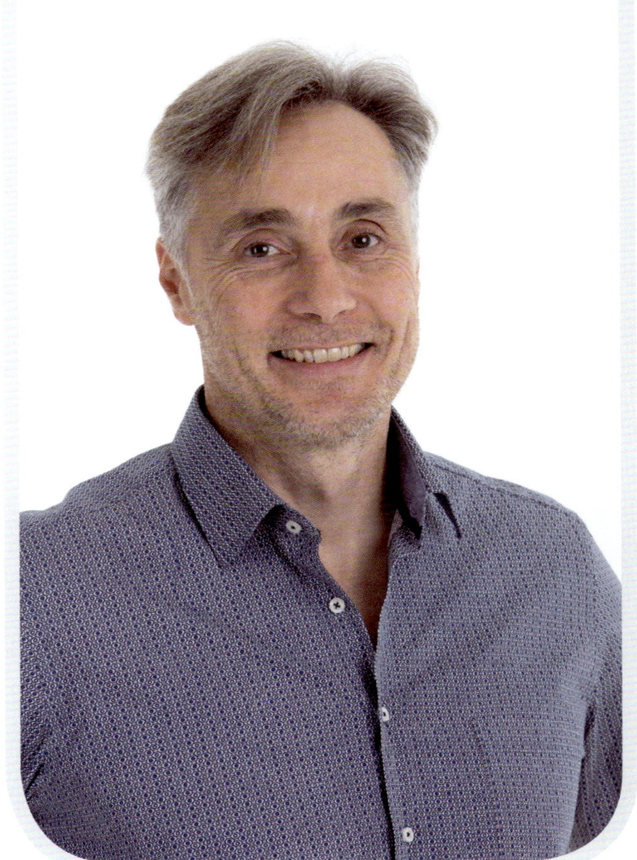

ZU MEINER PERSON

(über den Autor)

Christian Koch (Jahrgang 1966) ist Diplom-Sportwissenschaftler mit den Schwerpunkten Rehabilitation und Prävention. Im Anschluss an sein Studium (1989-1994) war er für verschiedene Fachbereiche (z.B. Rheumatologie, Sport-Traumatologie, Orthopädie u. Kardiologie) als Sporttherapeut im stationären Reha-Bereich tätig. Seit dieser Zeit bildet er parallel dazu für den Bayerischen Landes-Sportverband (BLSV e.V.) und den Bayerischen Gewichtheber- und Kraftsportverband (BGKV e.V.) Trainer und Übungsleiter im Verein aus. 2004/05 wechselte er in den Schuldienst (Gymnasium Weilheim, Oberbayern) und ist neben dem Sportunterricht auch als Referent für die Sportlehrer- Fortbildung (Bayerische Landesstelle für Schulsport/LASPO) tätig.

Ergänzend arbeitet er als Kursleiter im Gesundheits- und Reha-Sportbereich für die gesetzlichen Krankenkassen, für die VHS und für private Firmen. Im Rahmen der Herzgruppen-Übungsleiter-Ausbildung ist er als Referent und im Vorstand der Landes-Arbeitsgemeinschaft Bayern (LAG e.V.) mit aktiv.

KAPITEL 1 SPORTWISSENSCHAFTLICHER TEIL

SPORTWISSENSCHAFT
liefert neue Erkenntnisse
aus der Medizin und analysiert im Detail die Muskulatur

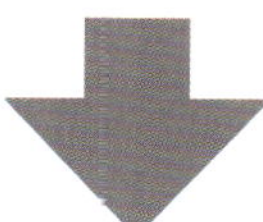

KAPITEL 2 TRAININGSWISSENSCHAFTLICHER TEIL

SPORTWISSENSCHAFT
dient der Trainingswissenschaft
plant das Training und »öffnet« für Yoga

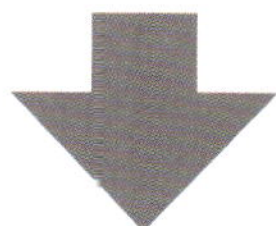

KAPITEL 3 SPORTPRAKTISCHER TEIL

DIE WIRKUNGSVOLLSTEN ÜBUNGEN
für ausgewählte Sportarten
(vom Warm-up über Kraft und Stabilisation zu Yoga)

1 Top five: Warm-up

2 Top five: Kraft und Stabilisation

3 Top five: Yoga-Übungen

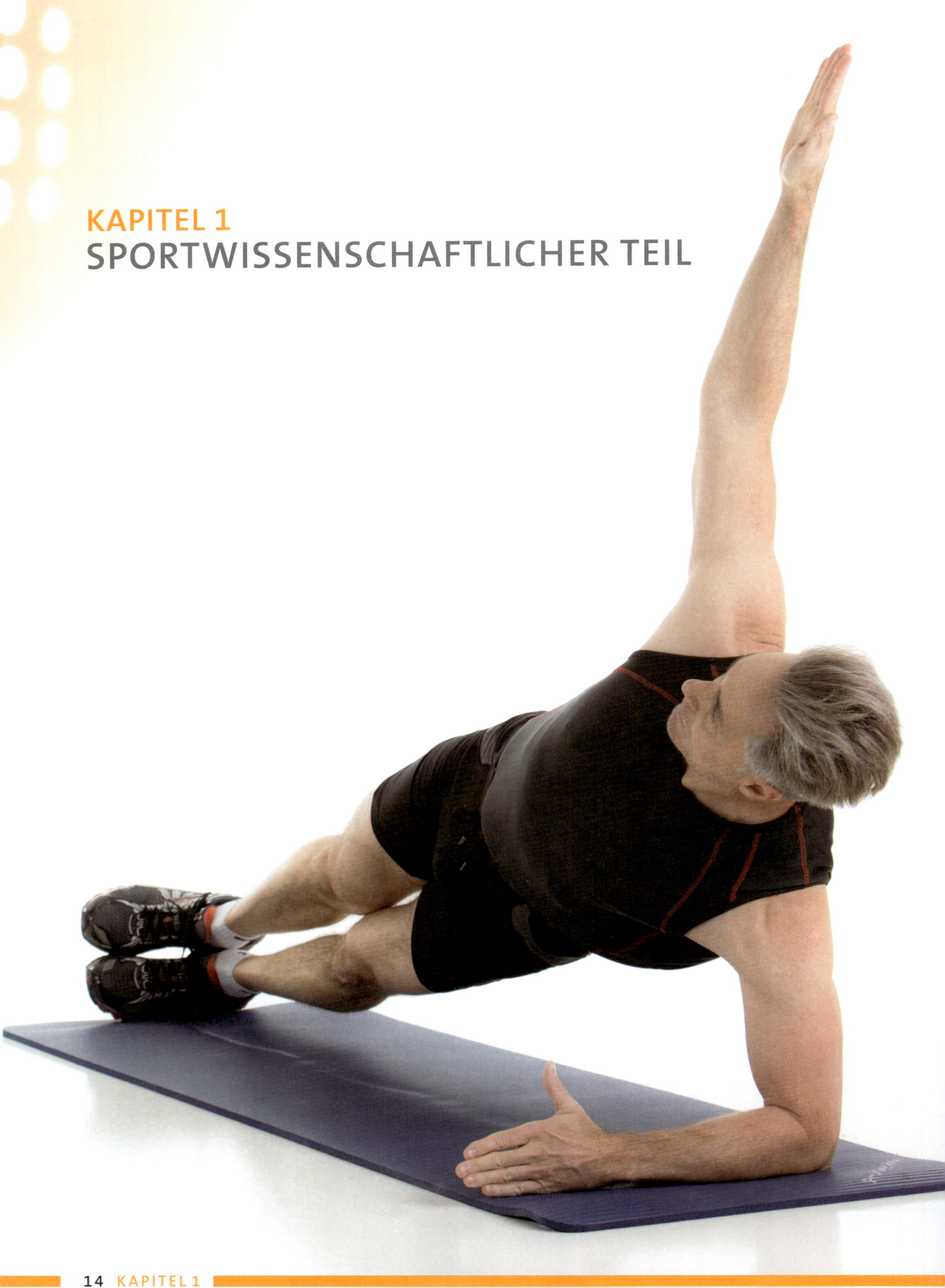

KAPITEL 1
SPORTWISSENSCHAFTLICHER TEIL

1. SPORTWISSENSCHAFT LIEFERT NEUE ERKENNTNISSE

Der sportwissenschaftliche Teil, gegliedert in einen ersten Teil **aktuelles Wissen** und in einen zweiten Teil **Trainingsplanung**, versteht sich hier als »Vermittler« zwischen Medizin und Yoga.

Zum einen greift die Sportwissenschaft (SW) die Sicht der Medizin, insbesondere die aktuellen Erkenntnisse aus der Rückenschmerz-Forschung (Orthopädie u. Neurologie) auf. Zusätzlich werden im Detail die Weichteilstrukturen von Muskulatur, Sehne und Bindegewebe im Kontext mit den klassischen Dehn- und Yoga-Übungen analysiert und gegeneinander verglichen.

Zum anderen dient sie (die SW) als Wegbereiter und will überzeugen, damit die (vielen) Vorteile der Yoga-Übungen (Asanas) nicht nur erkannt, weil schlüssig und nachvollziehbar erklärt, sondern darüber hinaus auch gewinnbringend innerhalb der modernen Trainingsplanung eingesetzt werden.

Um dabei das Phänomen Yoga besser verstehen zu können, damit gerade im Leistungs- und Breitensport, aber auch im Rahmen des Gesundheitssports und der Prävention, die Yoga-Übungen den herkömmlichen Dehn- und Stretching-Übungen vorgezogen werden, erfolgt vorab ein interessanter wie ebenso wichtiger Einblick in die Muskelforschung.

Sportwissenschaft u. deren Teilbereiche

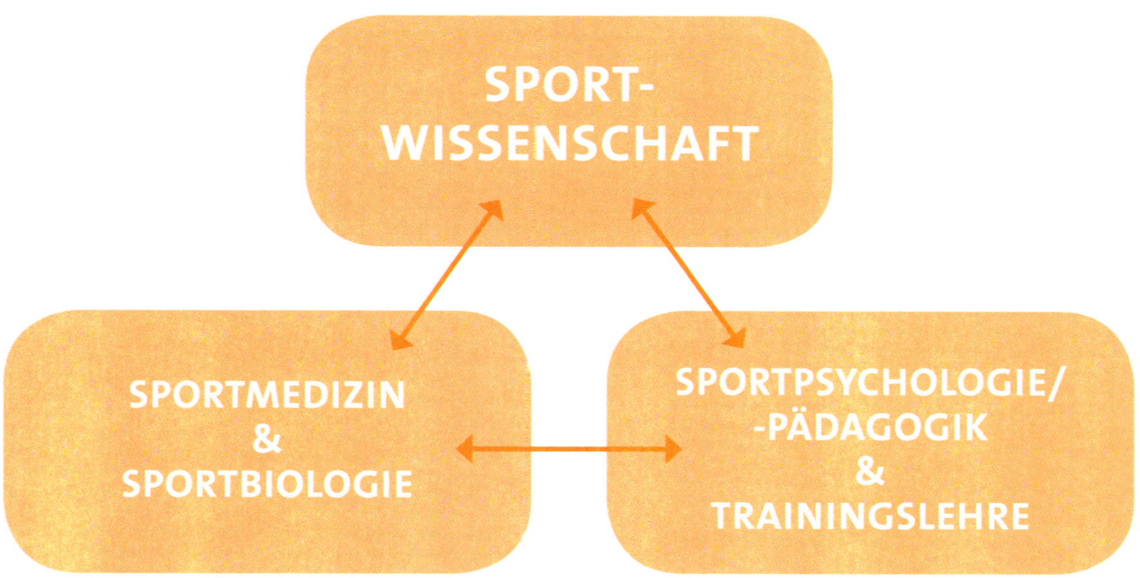

1.1 DER MUSKEL – DAS SARKOMER – DIE NEUENTDECKUNGEN

Bis Ende der **70**er Jahre hatte – aus der Sicht der Sportmedizin – das sogenannte **bi-filamentäre** System seine Gültigkeit. Dabei konnten innerhalb eines Sarkomers, der kleinsten kontraktilen Einheit, dünnere und dickere Eiweiß-Proteine lokalisiert werden.

Jeweils **6 dünnere Aktin**-Filamente strahlen – wie die Borsten einer Zahnbürste – von den beiden Z-Streifen zur Mitte des Sarkomers. Diese sind dabei direkt an den beiden Rahmen befestigt und umschließen mit ihrer hexagonalen Anordnung je **ein dickeres Myosin**-Filament (6 : 1).

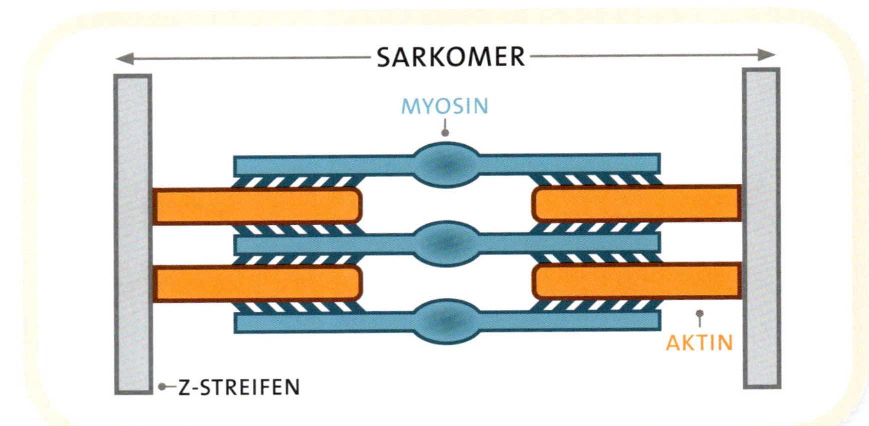

Das Sarkomer: »alte« Detailansicht

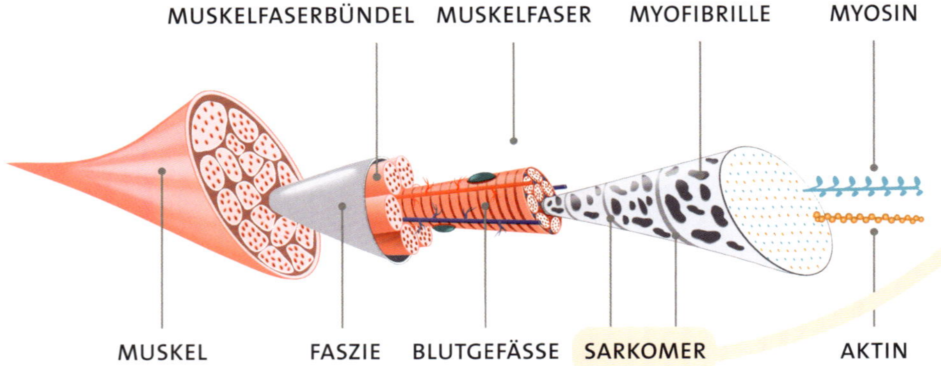

Erfolgt eine Kontraktion, so docken die kleinen **Myosin**-Köpfchen an den **Aktin**-Fäden an.

Durch die **»Köpfchen-Kippbewegungen«** werden somit die Aktin-Filamente zur Mitte herangezogen (»Gleit-Filament-Theorie« n. HUXLEY). In der Summe »verkürzt« sich das einzelne Sarkomer bzw. der ganze Muskel. Wird der Kontraktionsvorgang beendet, lösen sich die Köpfchen und das Sarkomer wandert wieder in seine Ausgangs- bzw. Normallänge zurück.

Durch die Tatsache, dass die beiden Myosin-Enden **nicht** an den Z-Streifen befestigt waren, mussten demnach andere Strukturen das Zurückziehen in die Ausgangsposition (Ursprungslänge) verursachen.

*Das Sarkomer: »altes Modell« (**ohne** Titin)*

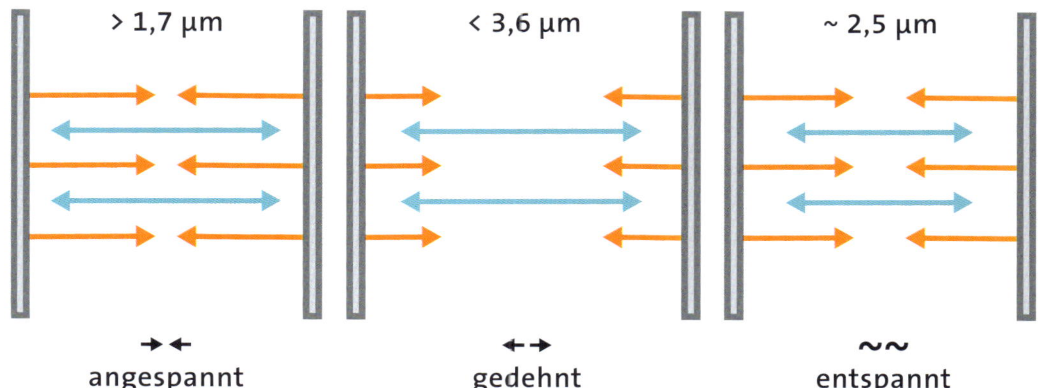

Hierzu zählten vor allem die **elastischen** Strukturen des Bindegewebes. Im Gegensatz zur **plastischen** Eigenschaft der Muskelfasern wandern diese (ähnlich einer Feder) nach einer Verkürzung bzw. Stauchung (→←) wieder in ihre Ausgangsposition zurück.

Dieser gleiche Rückstelleffekt sollte ebensc bei einer Dehnung (←→) erfolgen.

Somit wurde das Modell entworfen, dass es – neben dem Muskel mit seiner plastischen Eigenschaft (**ohne** Rückbildung) – die sogenannten elastischen (**mit** Rückbildung) kollagenen Fasern der Sehnen und des Bindegewebes gibt.

»Altes« Modell: parallel- u. serien-elastische Strukturen

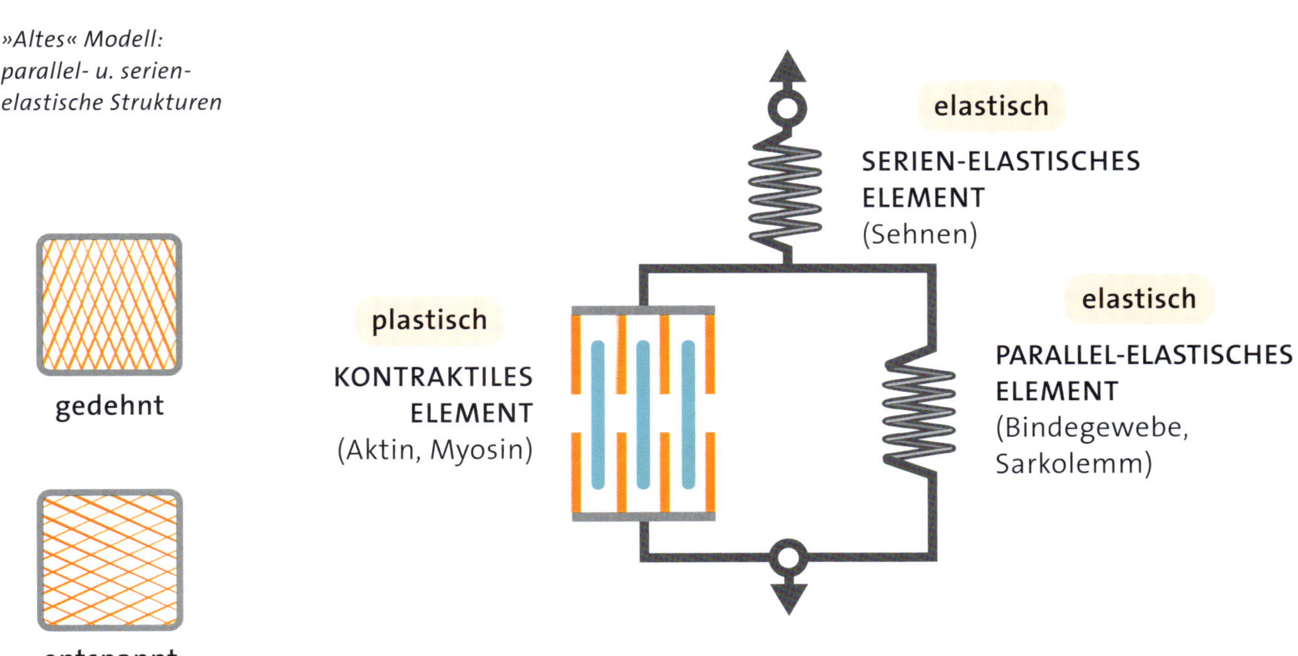

Auf Grund dieser zwei unterschiedlichen bzw. gegensätzlichen Mechanismen folgerte daher die Sportwissenschaft weiter, dass durch Dehnübungen der Muskel in seiner veränderten Längenposition verweilt und nur mithilfe der elastischen Zugkräfte von Bindewebe (**parallel** zum Muskel) und von Sehnen (**in Serie** zum Muskel) wieder zurückgeführt wird.

Erst Anfang der **80**er Jahre wurden durch eine verbesserte apparative Technik (u.a. das Elektronen-Mikroskop u. die Gel-Elektrophorese) sowie durch neue Analyseverfahren (z.B. die Protein-Muster-Diagnostik) weitere Protein-Bausteine im Muskel bzw. im Sarkomer sichtbar, ja entdeckt.

Die dabei bahnbrechendste Entdeckung war (neben Desmin u. Nebulin) das Lokalisieren des sogenannten **Titin**-Filaments (einst »connect-*in*«: engl. für »verbinden«). Dieses Filament, auch zum **»Filament des Jahrhunderts«** gekürt, verbindet nun (doch) beide Myosin-Enden **direkt** an den Z-Streifen (siehe: Glossar).

*Das Sarkomer: »neues« Modell (**mit** Titin)*

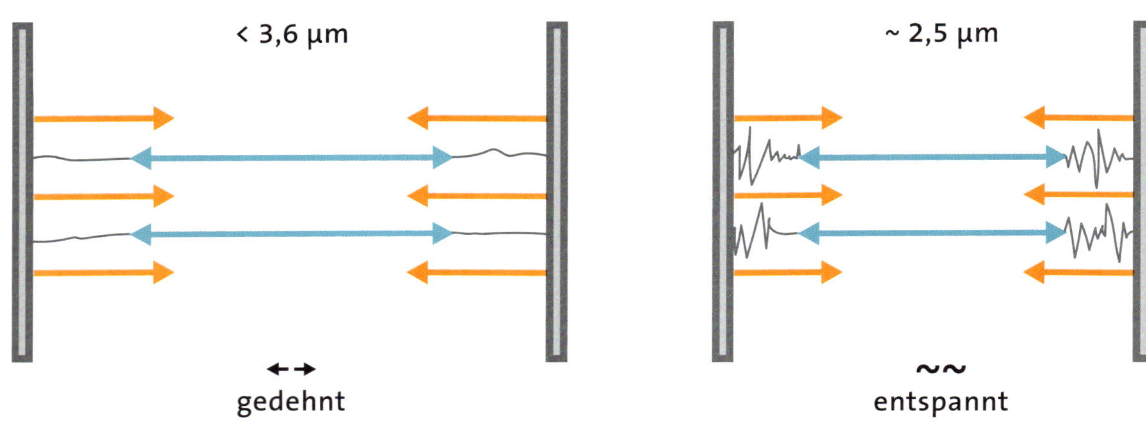

Als nun dieses neue **tri-filamentäre** System entdeckt wurde, überprüfte man die »alte« These, nach der die elastischen Strukturen für die Rückstellungen **alleinig** verantwortlich seien.

Hierzu wurden die Faszien des Muskels, die wie ein Bindegewebsstrumpf sowohl einzelne Muskelfasern als auch den gesamten Muskelbauch umschließen, entfernt.

Wie zu erwarten, sollte nun der »gehäutete« Muskel in seiner gedehnten Position verweilen. Doch obwohl **keine** elastischen Strukturen wirken, ja zurückziehen konnten, kehrte der Muskel trotzdem und ohne zeitliche Verzögerung wieder in seine Ursprungslänge zurück (!?).

Für diesen Effekt der Rückstellung, sowohl nach einer Dehnung als auch nach einer Anspannung, ist das neuentdeckte Titin-Filament verantwortlich. Titin reagiert, was weitere (labor-technische) Forschungen eindeutig belegen konnten, vor allem extrem sensibel auf äußere Dehnreize.

Das Titin-Filament mit »Federfunktion«

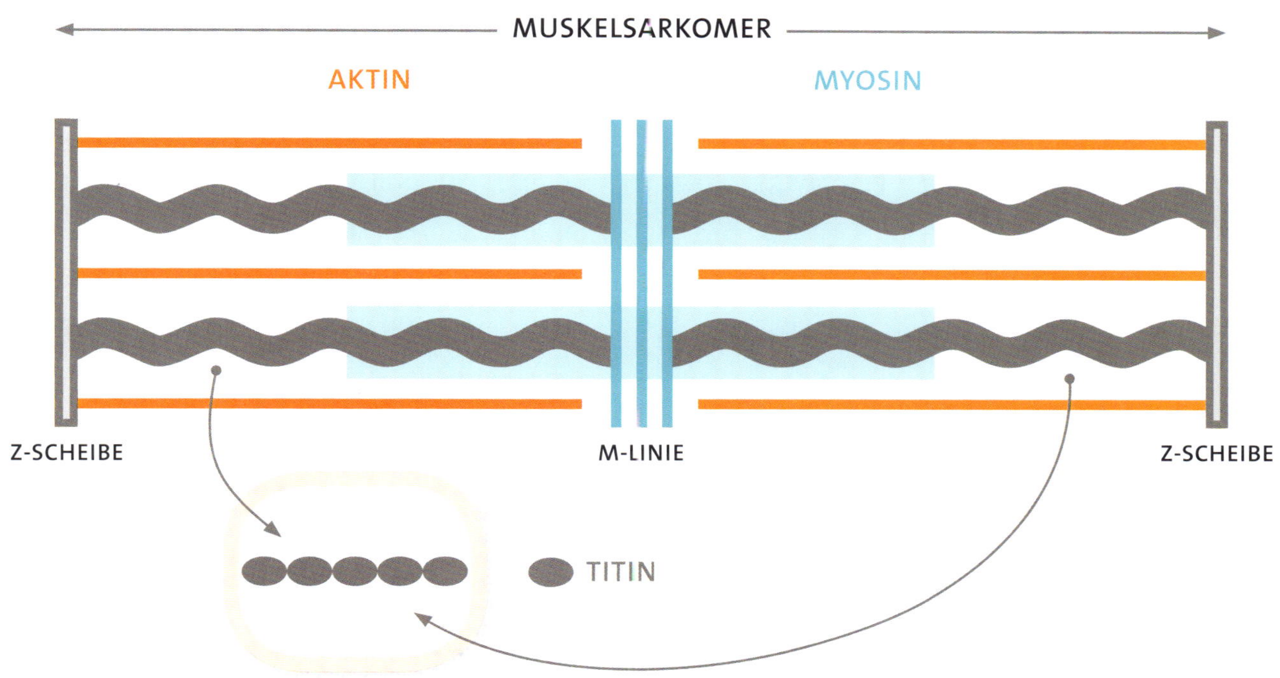

Wie auch bei den Aktin-Filamenten sind jeweils **6 Titin**-Filamente an den beiden **Z-Streifen** verankert, nehmen eine **direkte** Verbindung zu den Myosin-Enden auf und verlaufen parallel am Myosin entlang zur Mitte weiter.

1. MERKE

Das Titin-Filament besitzt somit die Aufgaben einer:

1. **»hochelastischen molekularen Feder«** und funktioniert zusätzlich als
2. **»Kontrollstelle« für die Ruhespannung.**

Auf Grund dieser sensationellen Entdeckung verlor jedoch infolgedessen das Modell der plastischen Eigenschaft der Muskeln somit seine Gültigkeit. Ebenso musste auch die Wirkung durch Dehnübungen auf den Muskel kritisch hinterfragt und aufs Neue überprüft werden.

Bevor nun näher auf die aktuellen Forschungsergebnisse mit der Konsequenz für das Beweglichkeitstraining eingegangen wird, erfolgt ein kurzer Ausblick über die »alten« Dehn-Weisheiten.

1.2 WARUM DEHNEN WIR IM SPORT?

Bei der Frage nach dem Sinn und Zweck der Dehnübungen werden seitens der Sportler und der Trainer häufig u.a. folgende Aspekte genannt: →

- → I. Die **Beweglichkeit** verbessern ↑
- → II. Die **Muskelverkürzung** beseitigen ↓
- → III. Die **Leistungsfähigkeit** erhöhen ↑
- → IV. Die **Verletzungsgefahr** reduzieren ↓
- → V. Den **Muskelkater** verhindern ↓
- → VI. Den **Muskeltonus** senken ↓

Bereits an dieser Stelle sei darauf hingewiesen, dass auch heute noch, also rund **20** Jahre nach den **gesicherten** Forschungsergebnissen um das Titin-Filament, immer wieder die o.g. Effekte als Beweggrund **pro** Dehnen vorgetragen und durchaus überzeugend angeführt werden .

Um nun diese einzelnen (positiven) Effekte durch Dehnübungen genauer analysieren zu können, müssen – gerade bei der Trainingsplanung – die ❶ **kurzfristigen** Auswirkungen von den **mittel-** und **langfristigen** Wirkungen unterschieden und voneinander abgegrenzt werden.

Zusätzlich ist es für die praktische Umsetzung enorm wichtig, weitere Fragen, wie den ❷ **Zeitpunkt** (→ vor oder nach dem Sport?), die ❸ **Technik** (→ passiv vs. aktiv?) und die ❹ **Dauer** (→ kurz vs. lang?) der Dehnübungen, unter dem Gesichtspunkt der »neuen« Forschungsergebnisse zu beantworten.

Wichtige Fragestellungen zum Einsatz von Dehnübungen

Dehnen?

Frage ❶	Ziele – **Trainingsplanung**	→	kurz- vs. mittel- vs. langfristig?
Frage ❷	Zeitpunkt – **Anwendung**	→	vor vs. nach dem Sport?
Frage ❸	Technik – **Ausführungsart**	→	passiv vs. aktiv?
Frage ❹	Technik – **Zeitdauer**	→	kurz vs. lang?
Frage ❺	Technik – **Ausführungsform**	→	dynamisch vs. statisch?
Frage ❻	Status – **Zustand**	→	gesund vs. verletzt?
Frage ❼	Status – **Ausgangsniveau**	→	Leistungssport vs. Gesundheitssport?
Frage ❽	Ziele – **Anspruch**	→	Leistungssteigerung vs. Ausgleich?
Frage ❾	Defizit – **Beweglichkeit**	→	Dehnen vs. Kräftigen?
Frage ❿	Aspekt – **Sportart**	→	sportart-spezifische Längenfunktion?

Erst mithilfe der vielen neuen Erkenntnisse lassen sich heute – sowohl für den Leistungssport wie auch für die Anwendung in der Rehabilitation – die o.g. Fragen eindeutig beantworten, mit der Konsequenz einer zielgerichteten sportpraktischen Anwendung.

1.3 PASSIVES DEHNEN VS. AKTIVES DEHNEN?

Unter **passivem** Dehnen, auch als Stretching beschrieben, wird die Dehnvariante verstanden, welche einen Muskel (z.B. großer Brustmuskel) **ohne** die aktive Mithilfe seines Gegenmuskels (hier: querer Rückenmuskel) in die Länge zieht.

Hierzu stellt sich der Sportler z.B. seitlich an die Wand und fixiert seinen Arm nach hinten-außen (siehe: Fotos unten).

Nach dem gleichen passiven Prinzip kann auch **mithilfe** eines Therapeuten oder eines Partners der Arm des Sportlers nach hinten-außen geführt werden.

Passives Dehnen

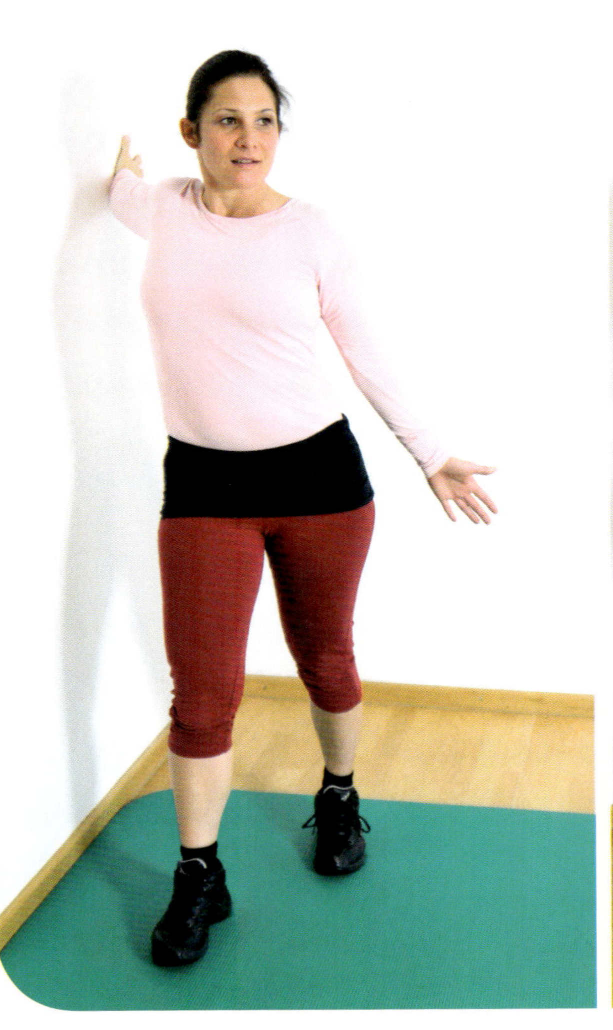

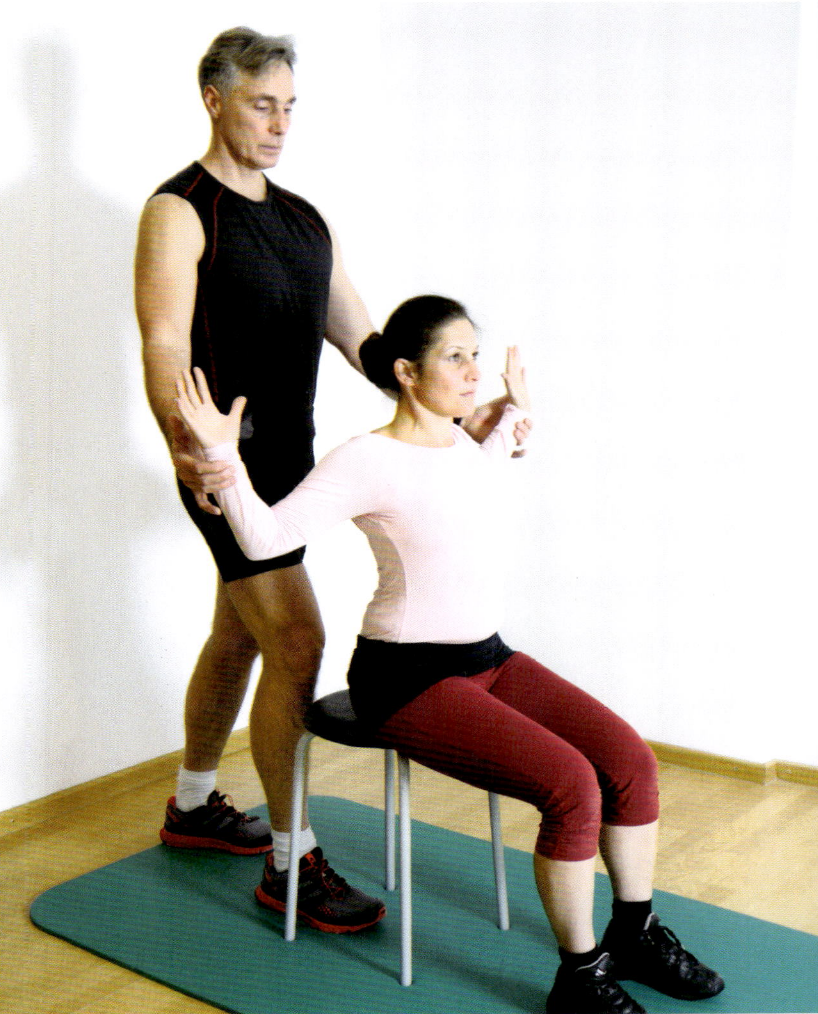

Diese Dehnvariante erfolgt i.d.R. über eine längere Zeitdauer von etwa **10-30** Sekunden je Ausführung und **ohne** eine Bewegung (also statisch). Durch diese langanhaltende passive Dehnposition stellt sich beim Sportler u.a. das Gefühl ein, dass es »in seinem Brustmuskel weniger stark zieht«. Mit einfachen Worten gesagt: Er fühlt sich **beweglicher**!

Unter **aktivem** Dehnen, auch als kontrollierte dynamische Schwunggymnastik beschrieben, wird die Dehnvariante verstanden, welche einen bestimmten Muskel (z.B. großer Brustmuskel) **mit** der aktiven Mithilfe des Gegenmuskels (hier: querer Rückenmuskel) in die Länge zieht.

Hierzu führt der Sportler, z.B. im Stehen, seine Arme wiederholt dosiert nach hinten-außen (»butterfly reverse«) (siehe: Fotos unten).

Nach dem gleichen aktiven Prinzip kann der Sportler selbst (**ohne** Hilfe eines Therapeuten/ Partners) auch seine Arme nach hinten kreisen bzw. schwingen.

Aktives Dehnen

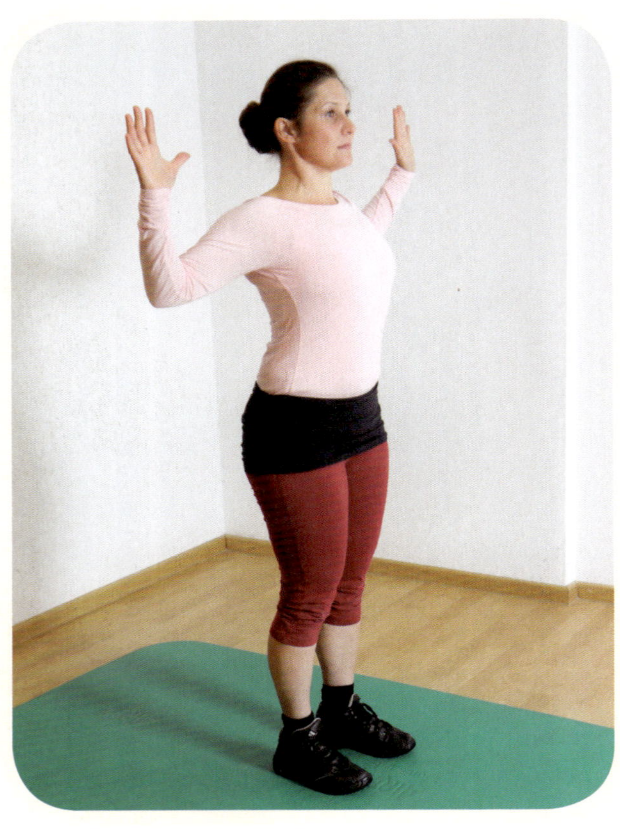

Diese Dehnvariante erfolgt i.d.R. über eine sehr kurze Zeitdauer von etwa **1-2** Sekunden je Ausführung bei mehreren Wiederholungen (ca. **3-8** Whg.) und **mit** einer Bewegung (also dynamisch).

Auch bei dieser kurzweiligen aktiven Dehnmethode erlangt der Sportler u.a. das Gefühl, dass es »in seinem Brustmuskel weniger stark zieht«. Auch hier fühlt er sich **beweglicher**!

Was unterscheidet nun aber diese beiden Dehnvarianten voneinander und welche Variante sollte wann im Sport zum Einsatz kommen, wenn doch bei beiden Vorgehensweisen die **Beweglichkeit** spürbar verbessert wird (→ Annahme I.)?

Um auf diese oft »strittige« Fragestellung näher eingehen zu können, ist es unerlässlich, sich einen zusätzlichen Überblick über weitere Dehntechniken zu verschaffen und diese näher zu erläutern.

1.4 STATISCHES DEHNEN VS. DYNAMISCHES DEHNEN?

Wie bereits unter 1.3 beschrieben, können Dehnübungen in sich ruhend, also **ohne** Bewegung, ausgeführt werden. Hierfür werden alternativ die Attribute **statisch** (haltend) oder **iso-metrisch** (i.S. von gleicher Muskel-Länge) gewählt. Der Sportler »tastet« sich behutsam an eine für ihn subjektiv angenehme, sprich nicht schmerzhafte, endgradige Dehnposition vor und verweilt dann für einen bestimmten Zeitraum (ca. 10-30 Sekunden) darin.

Die in sich ruhende Vorgehensweise bzw. Technik hat vor allem den Vorteil, nicht über die individuelle »physiologische Grenze« hinaus zu dehnen. Und dieser Vorteil unterstützt im Weiteren auch die Bemühung, sich von der »ruckartigen Zerrgymnastik« zu verabschieden, eben weil hier die Gefahr besteht, kleinste Verletzungen an der Muskulatur mit zu verursachen.

I.d.R. wird die **passive** Dehnung bzw. das Stretching mit der **statisch-isometrische** Ausführung kombiniert.

Ohne Beteiligung der Antagonisten wird der zu dehnende Muskel (z.B. Beinrückseite im Liegen) über äußere Kräfte (z.B. Armzug oder Partner) und **ohne** weitere Wipp-Bewegungen sensibel in die Länge geführt und für viele Sekunden in dieser Endposition gehalten.

*Passives Dehnen **ohne** Zusatzbewegungen*

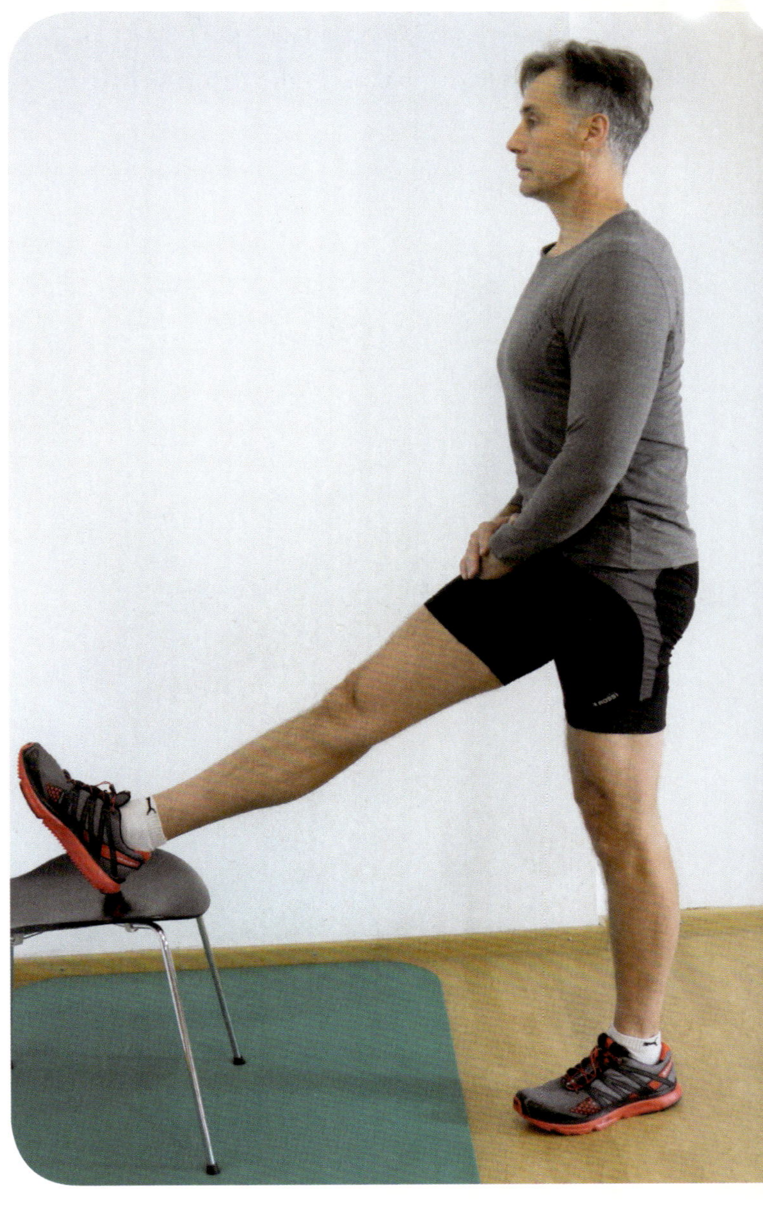

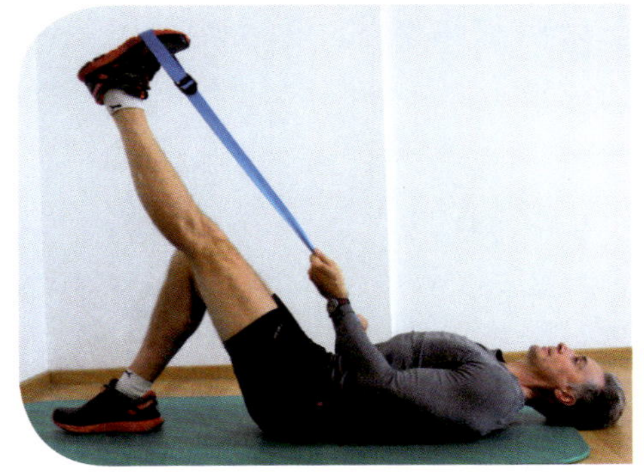

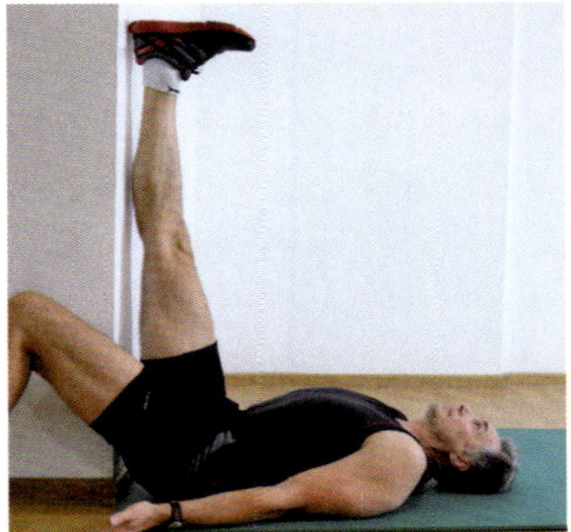

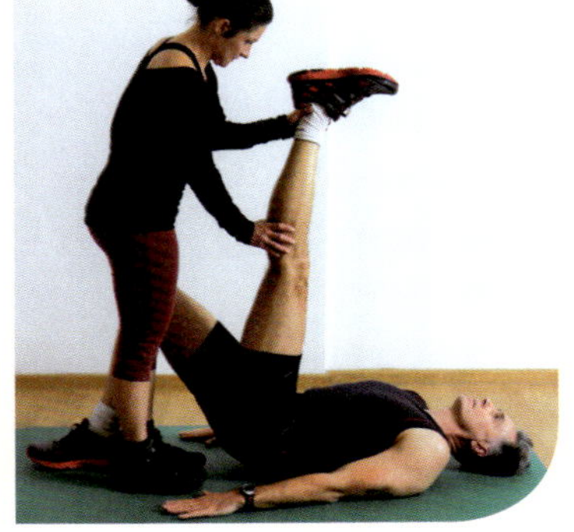

Werden jedoch dosiert und behutsam leicht federnde, rhythmisierende Bewegungen **mit** eingebaut, spricht man hingegen von einer **dynamischen** Muskel-Dehnung.

Während der **passiven** Ausführung (z.B. Dehnung der Beinrückseite im Sitzen) beugt sich der Sportler zusätzlich wiederholt etwas nach vorne, mit dem Ziel, seine endgradige Dehnposition schrittweise zu erweitern.

*Passives Dehnen **mit** Zusatzbewegungen*

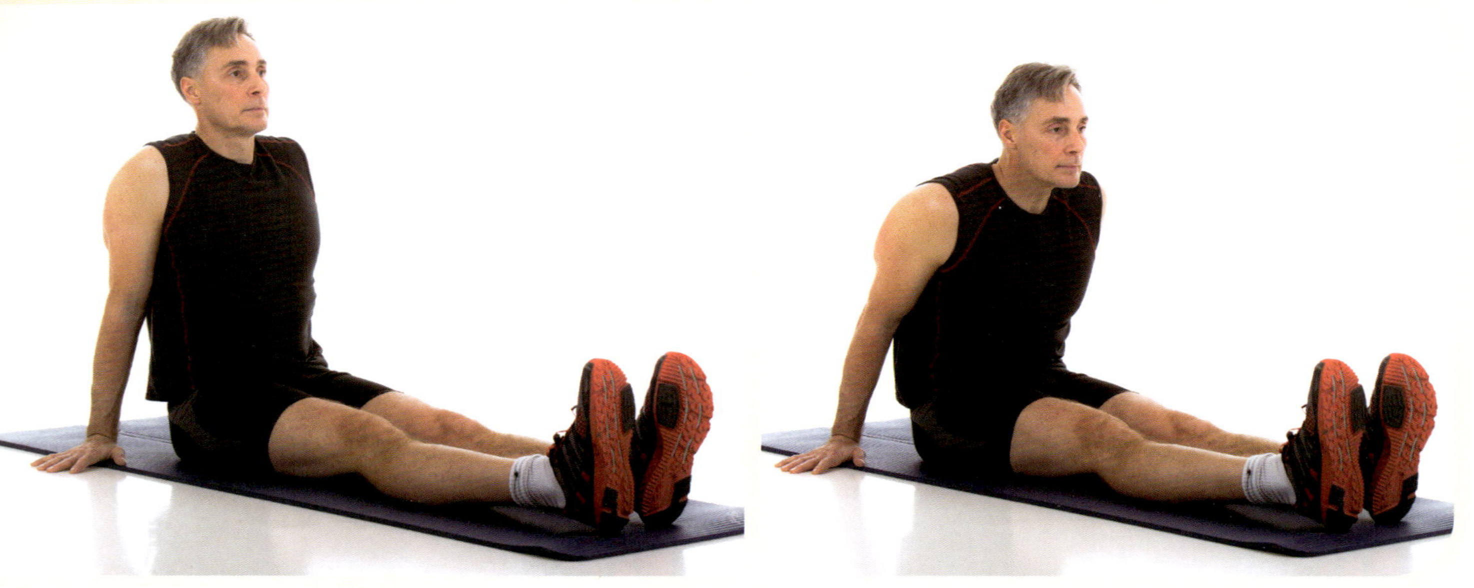

Diese kontrolliert intermittierenden Bewegungen sind jedoch nicht – wie oft missverstanden – mit der »alten Zerrgymnastik« gleichzusetzen.

Bereits hier sei erwähnt, dass, je ruckartiger diese Reißbewegungen erfolgen, der Muskel (und seine Nachbarstrukturen) umso stärker durch eine reflektorische **Gegen-Kontraktion** vor Verletzungen bewahrt wird. Für diesen Schutzmechanismus in Form einer kurzzeitigen Anspannung sind die **Muskelspindeln** (siehe: Seite 26 ff. u. Glossar) verantwortlich.

Somit wirken ruckartige Wipp-Bewegungen während der Dehnung eher kontraproduktiv, da der Muskel wieder angespannt wird, statt in der Dehnphase – wie gewünscht – optimal zu entspannen.

Demgegenüber bleibt bei feinfühlig eingebauten Zusatzbewegungen diese sofortige Gegen-Kontraktion aus bzw. wird nur unterschwellig ausgelöst, da das dafür notwendige Mess-Level zur Kontraktion »unterwandert« wird.

Günstiger, ja naheliegender ist jedoch die Anwendung dieser sanften Zusatzbewegungen (i.S. einer dynamischen Ausführung) in Kombination mit der **aktiven** Dehnung.

Dabei zieht der Sportler sein gestrecktes Bein (z.B. Beinrückseite im Stehen) **mithilfe** der Antagonisten (hier: hüft-beugende u. knie-streckende Muskeln) wiederholt und nur für 1-2 Sekunden je Ausführung nach vorne hoch.

Aktives Dehnen ***mit*** *dynamischen Zusatzbewegungen*

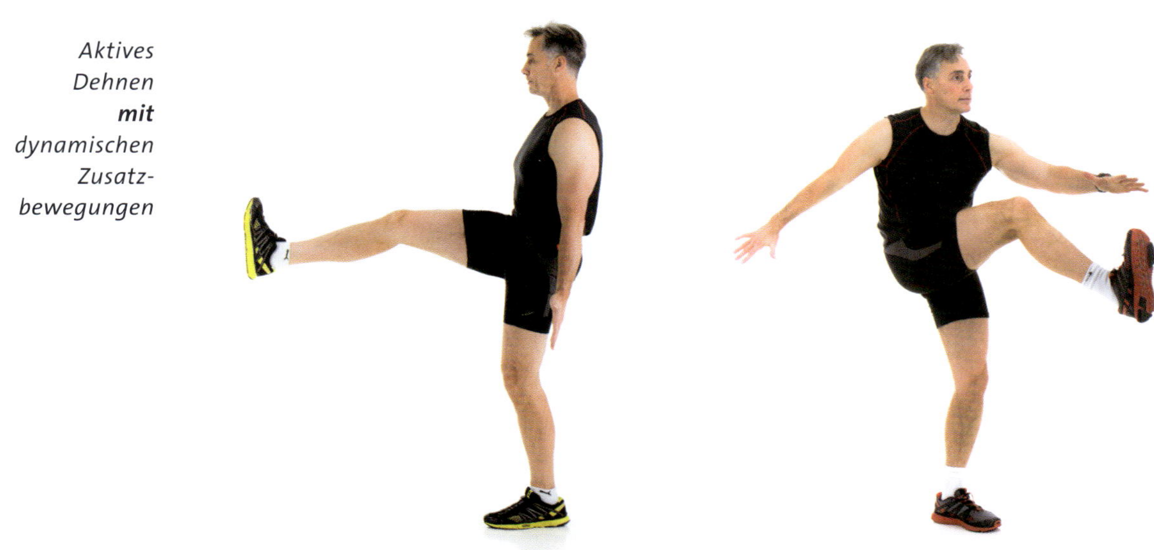

Anhand der aufgezeigten Dehnvarianten ergibt sich somit vor allem für eine zielgerichtete Trainingsplanung sowie für eine einfache praktische Umsetzung im Sport folgende Übersicht:

Dehnvarianten u. deren Techniken

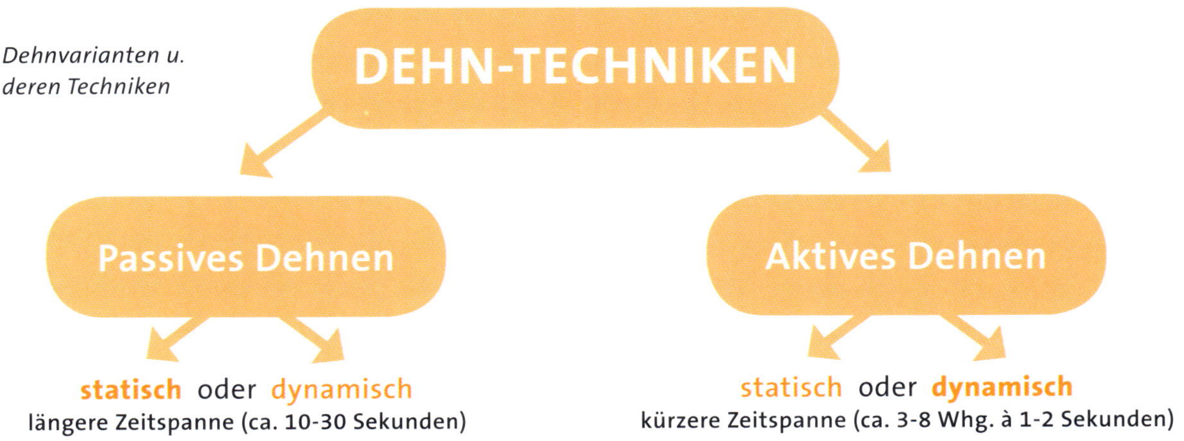

Für das Handlungsfeld der Physiotherapie (i.S. einer Behandlung) werden in der Fachliteratur ergänzend noch weitere Techniken bzw. Unterformen des Dehnens beschrieben (z.B. CHRS oder PNF; siehe: Seite 53 ff. u. Glossar).

1.5 WICHTIGE »MESSFÜHLERCHEN« AN MUSKEL UND SEHNE

Während der Mensch über seine fünf großen Sinne (Sehen, Hören, Tasten, Schmecken u. Riechen) die Umwelt »meistert«, erhält er zusätzlich über den »tiefen-sensiblen Sinn« (Propriozeptoren) eine wichtige Unterstützung. Diese »Messfühlerchen«, welche u.a. an den Bändern, den Menisken und an den Gelenkskapseln liegen, sind für die Lage und die Stellung des Körpers im Raum (= Gleichgewicht) sowie für die Steuerung von Bewegung und Kraft (= Muskelaktivität) verantwortlich.

Ergänzend sind weitere dieser Rezeptoren auch an den **Muskelfasern** sowie an den **Sehnenfibrillen** zu finden.

Jede einzelne **Muskelspindel**, welche mehrere (ca. 2-10) Muskelfasern mit einer Bindegewebskapsel umschließt und parallel zu den Nachbarspindeln liegt, registriert dabei den **Längenzustand** des Muskels.

Ihre wichtige Aufgabe besteht folglich darin, bei einer plötzlichen **Dehnung** des Muskels diesen reflektorisch (unwillkürlich) anzuspannen.

Mit dieser (Gegen-)**Kontraktion**, auch als **autogene Anspannung** beschrieben, wird somit z.B. bei einem Sturz nach vorne das Hinfallen verhindert.

Zusätzlich kann der ruckartig gedehnte Muskel vor einer Überbeanspruchung im Sinne einer Zerrung geschützt werden.

Vereinfacht gesagt funktionieren also die Muskelspindeln mit ihrer Kontraktion wie eine **»Dehnungs-Bremse«**!

Muskelspindeln als ***»Dehnungs-Bremse«***

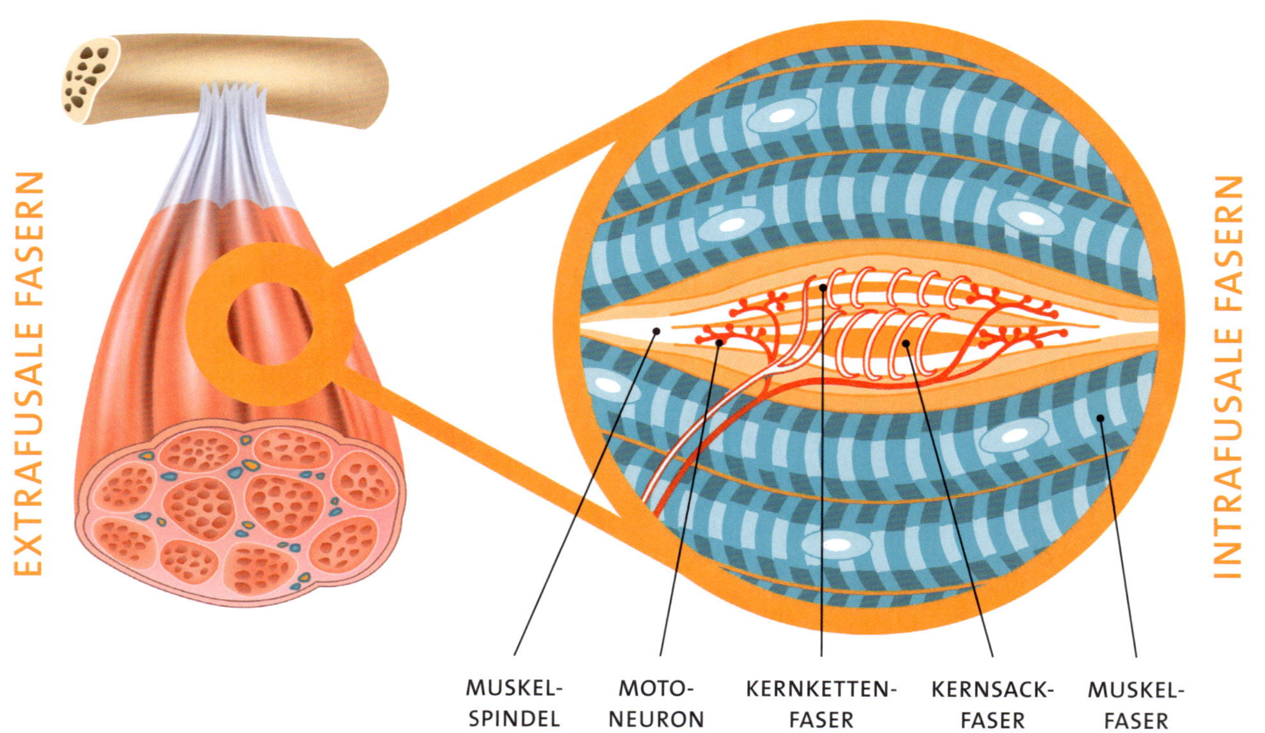

Im Gegensatz dazu kontrollieren die **Sehnenspindeln**, welche hintereinander (in Serie) in den Sehnen bzw. dem Übergangsbereich von Sehne zu Muskel liegen (u. wie ein Netzwerk ca. 3-25 Muskelfasern erreichen), die Zugkräfte auf die Sehne, welche sowohl bei einer starken Muskelkontraktion als auch bei einer intensiven Dehnung auftreten.

Ihre wichtige Aufgabe besteht – gegenüber dem Kontraktionsbefehl der Muskelspindeln – nun darin, bei einem zu starken Zugreiz auf die Sehne den Muskel reflektorisch (unbewusst/automatisch) zu entspannen.

Mit dieser (Gegen-)**Entspannung**, auch als **autogene Hemmung** beschrieben, wird somit z.B. bei einer zu intensiven Muskel-Anspannung eine Verletzung der Sehne (als Verbindungsglied zwischen Muskel und Knochen) verhindert. Vereinfacht gesagt funktionieren also die Sehnenspindeln mit ihrer Entspannung wie eine **»Kontraktions-Bremse«**!

*Sehnenspindeln als »**Kontraktions-Bremse**«*

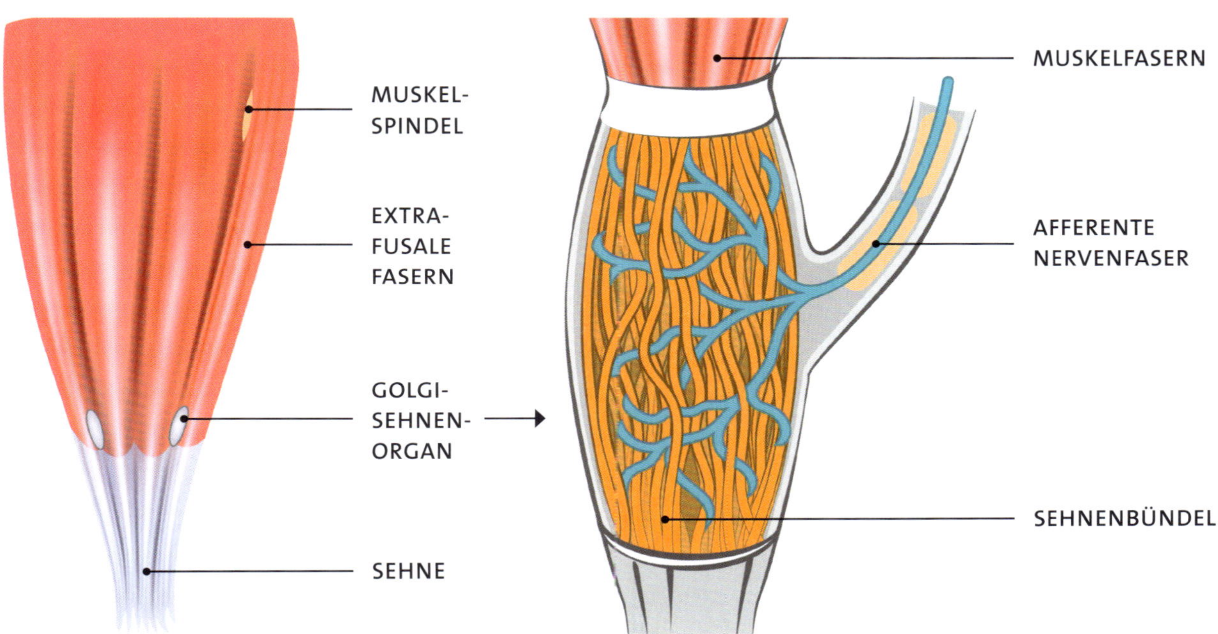

Die Wirkungsweise der Muskelspindeln (→ Kontraktionsreflex) und der Sehnenspindeln (→ Entspannungsreflex) stellt – obgleich an dieser Stelle bewusst vereinfacht skizziert – ein äußerst komplexes wie differenziertes Zusammenspiel dar.

Binnen kürzester Zeit (10tel-100stel Sekunden) erfolgt, je nach Situation im Alltag oder im Sport, dieser Wechsel von Anspannung und Entspannung der beteiligten Muskeln (Agonisten) und deren Gegenmuskeln (Antagonisten).

Daher erlangt im Rahmen des Leistungssports, aber auch im Breiten- und Gesundheitssport, das sogenannte **propriozeptive** Training unter **instabilen** Bedingungen (z.B. Kniebeuge auf einem Kreisel stehend oder Vierfüßler auf einem Pezzi-Ball® stützend) einen immer bedeutenderen Stellenwert.

1.6 AUFGABEN DER KOLLAGENEN STRUKTUREN VON SEHNEN UND FASZIEN!

Wird der Muskel in eine Dehnposition geführt, reagiert dieser mit einem **Dehnungs-Widerstand**, der bei leichter Dehnung nur niedrig, hingegen bei einer endgradigen Dehnung entsprechend hoch ausfällt.

Wie beim Straffen eines Gummibandes oder einer Bogensehne müssen, um das elastische Material noch weiter in die Länge ziehen zu können, zunehmend stärkere Zugkräfte aufgebracht werden.

Dehnungs-Widerstand u. nachlassender Kurvenverlauf

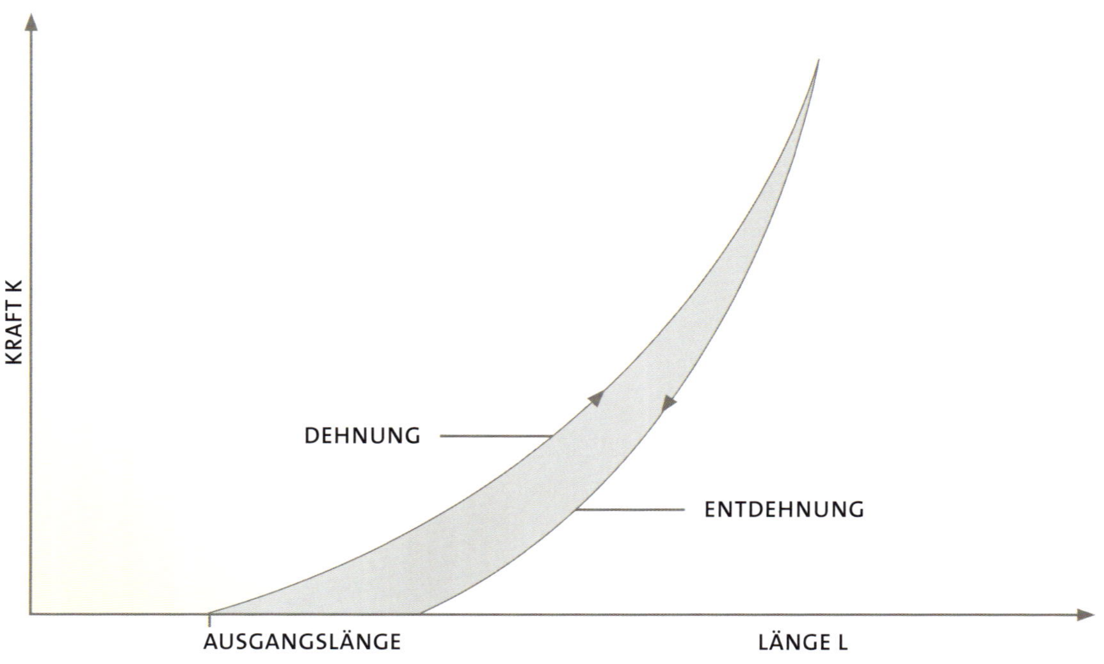

Wiederholt nun der Sportler diese vor allem passiven wie endgradigen Dehnübungen, stellt sich das Phänomen der **Hysterese** (siehe: Glossar) ein. Dieser Begriff beschreibt hierfür ein verändertes (Material-)Verhalten, bezogen auf sein Ausgangsniveau i.S. einer niederen Spannungs-Eigenschaft.

Wie auch in der Mechanik erreicht der Dehnung-Widerstand erst **zeitversetzt** wieder seine ursprüngliche Spannungskurve (siehe: Grafik oben). In diesem Zeitraum (ca. 1-3 Minuten) spürt der Sportler, dass es bei der gleichen Dehnposition »weniger stark zieht«!

Der Grund für diesen nachlassenden Widerstand liegt zum einen in einer **»gestrafften«** Ausrichtung der kollagenen **Sehnen-Fibrillen** von ca. + 3-5 %. In Ruhe und unter dynamischen Muskelkontraktionen besitzen diese Sehnen-Fibrillen (wie auch das Bindewebe) eine **»wellenförmige«** Struktur, die für das Übertragen der Muskelkraft an den Knochen bzw. zur Speicherung der kinetischen Energie von enormer Bedeutung ist.

Während jedoch der Muskel nach einer intensiven Dehnung durch Titin **sofort** wieder in seine Ursprungslänge zurückgezogen wird, verweilen hingegen die kollagenen Sehnen-Fäden noch in ihrer neu ausgerichteten **»gestrafften«** Position.

Somit ergibt sich allein durch diese »verlängerte Sehnenstruktur« eine größere Distanz von Knochen-Ursprung zu Knochen-Ansatz (siehe: Grafik unten).

2. MERKE

Ohne diese Wellenform kann jedoch die Übertragung von starken Zugkräften (wie z.B. beim Weitsprung) nicht optimal funktionieren. Die explosive Leistungsfähigkeit hat sich signifikant reduziert!

Erst zeitversetzt (nach einigen Minuten) kriechen – bei ausbleibenden Gegenmaßnahmen – diese wieder langsam in ihre ursprüngliche Wellenform zurück (**Creeping**-Phänomen, siehe: Glossar).

Sehnen-Fibrillen: »wellenförmig« vs. »gestrafft«

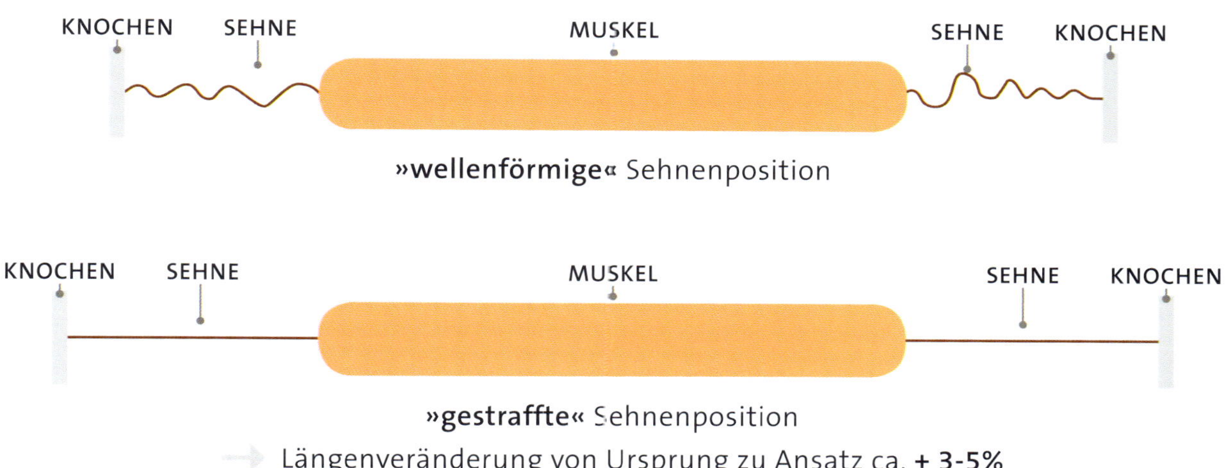

Ein zweiter Grund für den nachlassenden Dehnungs-Widerstand ist die Abnahme der **Muskelspindel-Aktivität**. Mit zunehmender Dauer der Dehnposition (> 30-45 Sekunden) und bei wiederholter Ausführung »feuern« die Muskelspindeln weniger stark und die Gegen-Kontraktion fällt zunehmend geringer aus. Sie passen sich – vereinfacht gesagt – der »neuen« Dehnposition an!

Erfolgt hingegen eine sehr ruckartig ausgeführte Dehnung, veranlassen – wie bereits auf Seite 26 erläutert – die Muskelspindeln eine starke Gegen-Kontraktion. Ihre wichtige Aufgabe als »Dehnungs-Bremse« wurde dadurch ausgelöst.

Damit lässt sich folgerichtig erklären, warum diese veraltete »Zerrgymnastik« **keine** entspannte Ausgangssituation auf den zu dehnenden Muskel liefert.

3. MERKE

Ein Muskel kann nur dann wirkungsvoll gedehnt werden, wenn dieser bewusst entspannt wird und die Dehnung langsam bzw. kontrolliert erfolgt!

EXKURS: Optimale Entspannung während der passiven Dehnung – Hüft-Beuger!

Für eine optimale Entspannung der zu dehnenden Muskulatur sollten u.a. folgende wichtige Punkte beachtet werden: →

1. Der Sportler **entspannt sich** bewusst während der Dehnung.
2. Der Sportler **entspannt** ebenso bewusst seine zu **dehnende Muskulatur**.
3. Dies wird durch **sitzende** oder **liegende Positionen** maßgeblich unterstützt.
4. Der Sportler lässt die Dehnung **längere Zeit** (> 10-30 Sekunden) einwirken.
5. Der Sportler vermeidet zusätzliche **»unruhige« Wipp-Bewegungen**.

Am Beispiel Dehnung des **Hüft-Beuger-Muskels** (M. iliopsoas) lässt sich der Unterschied zwischen einer **ungenügenden** und einer **optimal entspannten** Dehnposition anschaulich und gleichwohl spürbar verdeutlichen: →

TEST 1: Ausfallschritt groß

Beim großen Ausfallschritt (**ohne** Knie-Bodenkontakt) muss der Hüft-Beuger in dieser instabilen Position **anspannen**. Eine Dehnung ist somit **nicht** möglich!

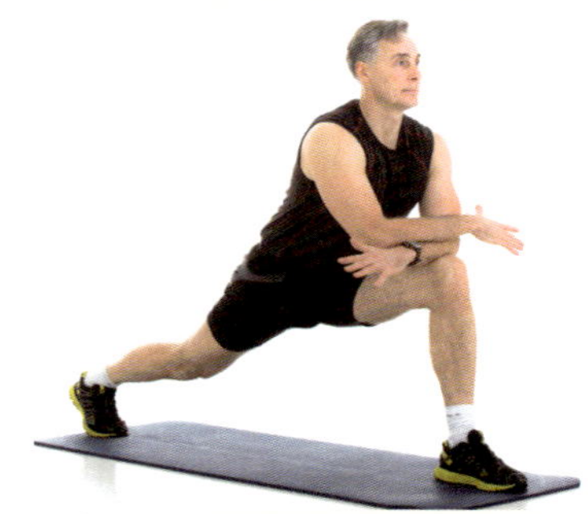

TEST 2: Ausfallschritt klein

Beim kleinen Ausfallschritt (**mit** Knie-Bodenkontakt) muss der Hüft-Beuger in dieser stabilen Position nicht anspannen. Eine Dehnung ist somit **gut** möglich!

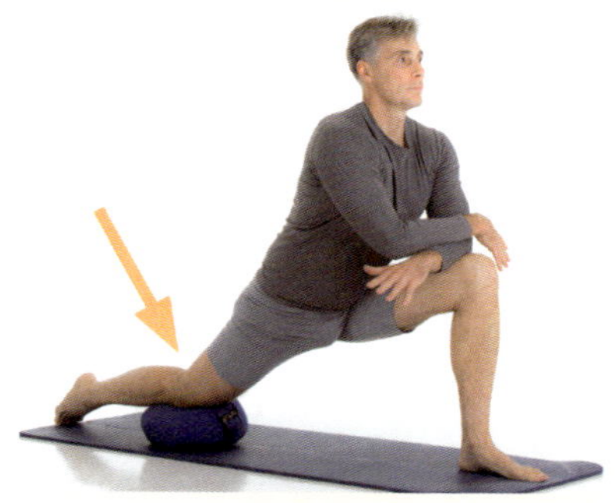

Neben diesen **physiologischen** Veränderungen (Sehnen-Fibrillen-Straffung u. Muskelspindel-aktivitäts-Abnahme) stellt sich auch noch eine **spürbare**, eine **gefühlte** Veränderung ein.

Durch die wiederholte Ausführung der endgradigen Dehnpositionen entwickelt sich beim Sportler zusätzlich eine höhere **»Dehn-Schmerz-toleranz«**. Folglich lassen sich extremere Dehnpositionen »leichter« oder »weiter« ausführen (subjektive Wahrnehmung nach VAS; siehe: Glossar).

Die dargestellten Effekte, welche vorrangig mithilfe des passiven Dehnens bzw. durch das Stretching erreicht werden, können nunmehr auch erklären, warum in der Summe zum einen der Muskeltonus (→ Annahme VI.) wie auch die Leistungsbereitschaft (→ Annahme III.) für einen kurzen Zeitraum nachweislich abnimmt. Der Sportler hat für sich das Gefühl, »es zieht weniger stark« bzw. »sein Muskel fühlt sich weicher an«!

Hat der Sportler jedoch damit auch seine Beweglichkeit messbar verändert?

EXKURS: Muskeltonus (Muskelspannung)

Der Spannungszustand im Muskel, auch als **Stiffness** beschrieben, stellt insbesondere für sportliche Handlungen die Grundvoraussetzung für eine optimale muskuläre **Leistungsbereitschaft** (→ Annahme III.) dar.

Gerade im Vorfeld einer intensiven sportlichen Belastung (Basketball-Spiel oder Sprint-/Sprung-Training) ist der Athlet bemüht, diesen Tonus zu erhalten bzw. sogar leicht anzuheben.

Somit dürfte bereits an dieser Stelle deutlich werden, dass das passive wie langanhaltende Dehnen mit seiner **tonus-senkenden** Wirkung **nicht** direkt **vor** einer explosiven sportlichen Ausführung zum Einsatz kommen darf!

Um dies anschaulich zu belegen, wurden im Rahmen einer umfangreichen Studie Weltklasse-Sprinter aufgefordert, **direkt** vor dem 100-Meter-Sprint ihre Beinmuskeln intensiv zu stretchen (passive Dehnung > 20 Sekunden). Als Ergebnis fielen die durchschnittlichen Sprintzeiten um beinahe eine **ganze Sekunde** langsamer aus!

Gleiche Leistungseinbußen wurden bei den sogenannten Niedersprung-Tests (Drop Jumps) mithilfe der **Kontakt-Messplatten-Technik** aufgezeigt. Durch langanhaltende passiv-statische Dehnpositionen der Beinmuskeln (hier: Oberschenkel vorne u. Unterschenkel hinten) direkt **vor** dem Niedersprung erhöhte sich die Kontaktzeit von **0,20** auf über **0,50** Sekunden. Somit hat der Athlet die Leistungsbereitschaft in Form seiner Explosiv- und Schnellkraft signifikant reduziert, statt – wie gewünscht – zu steigern. Er wurde – vereinfacht gesagt – **langsamer**!

Gleichwohl wie die Sehne besitzt auch das **Bindegewebe** eine ebenso elastische Funktion. Mit ihrer straffen und festen Gitterform umschließen die kollagenen Fasern wie ein enganliegender **Strumpf** nicht nur wenige Muskelfasern (Endomysium), sondern ummanteln auch einen ganzen Muskelbauch (Epimysium). Die Struktur ähnelt dabei z.B. dem Querschnitt einer Grapefruit, in der je Kammer das weiche Fruchtfleisch durch zähe Fasern fest umschlossen wird.

Diese Anordnung gewährleistet ein harmonisches **Gleiten** einzelner Muskeln zueinander und bietet zusätzlich einen **Schutz** vor äußeren Kräften. Denn wie links beschrieben, können auch bei einer intensiven Dehnung diese extrem elastischen Strukturen i.d.R. nicht gezerrt bzw. verletzt werden.

Jedoch verschiebt sich bei einer langanhaltenden Dehnung, ähnlich wie bei der gestrafften Wellenform der Sehnen-Fibrillen, die quer zum Muskel gelegene Ausrichtung der Gitterstruktur.

Folglich wird auch hier die optimale Kraftübertragung kurzzeitig gemindert!

Das Bindegewebe, auch als **Faszie** (Band, Bündel) beschrieben, strahlt dabei über den Muskel in die Sehne bis zum Knochen und inseriert weiter in die Gelenkkapsel. Somit erfolgt die Bewegung im Gelenk.

Bindegewebe

BINDEGEWEBS-STRUKTUREN

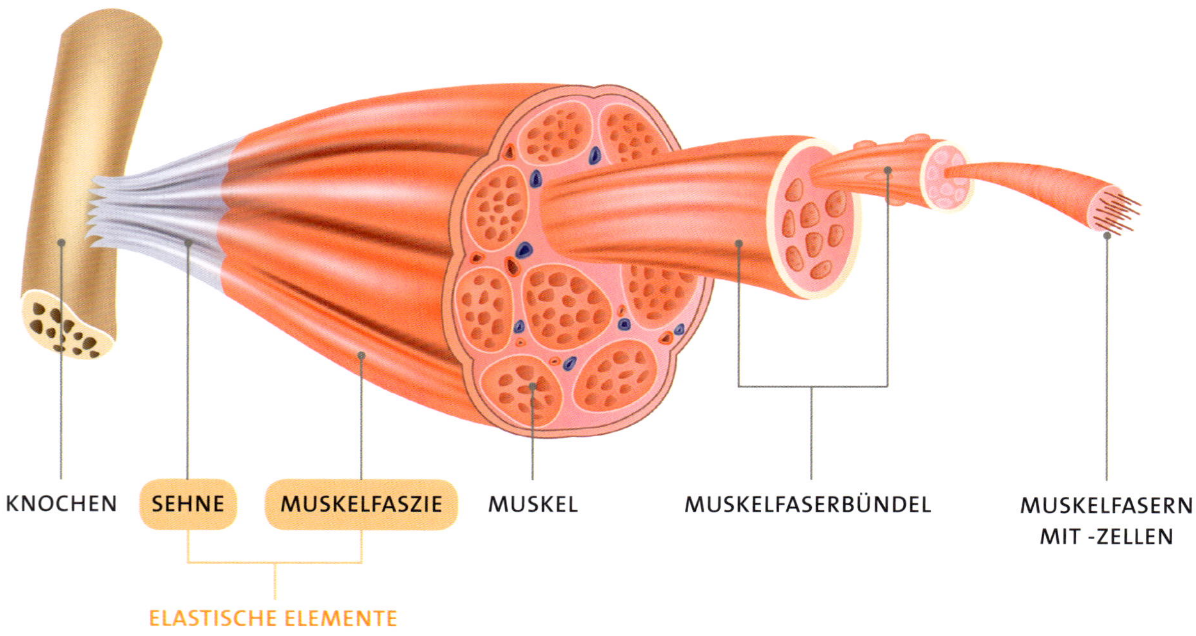

KNOCHEN
SEHNE
MUSKELFASZIE
MUSKEL
MUSKELFASERBÜNDEL
MUSKELFASERN MIT -ZELLEN
ELASTISCHE ELEMENTE

Während die Faszien in der Vergangenheit ein eher »stiefmütterliches« Dasein fristen mussten, ließ sich in den letzten Jahren durch intensive Forschungen (R. SCHLEIP/T. MYERS) der bedeutende Stellenwert dieser kollagenen Eiweiß-Fasern als ein **»Spannungs- und Versorgungs-Netzwerk«** bestätigen.

Neben der reinen **Schutzfunktion** übernehmen diese »derben Häute« zusätzliche Aufgaben wie die **Kraftübertragung** und den **Spannungserhalt** bis hin zur Unterstützung des **Stoffwechsels** und der **Reizweiterleitung**. Ergänzt werden diese (intra- u. intermuskulären) »Bindegewebsstrümpfe« von den **großen** Faszien, welche sich **über** die Muskeln spannen und wie ein »Schutzschild« wirken.

Als große Faszien-Platten sind hier z.B. der Schenkelspanner (fascia lata) und die Rücken-Faszie (fascia thoraco-lumbalis) zu nennen.

Große Faszien-Platte (fascia thoraco-lumbalis)

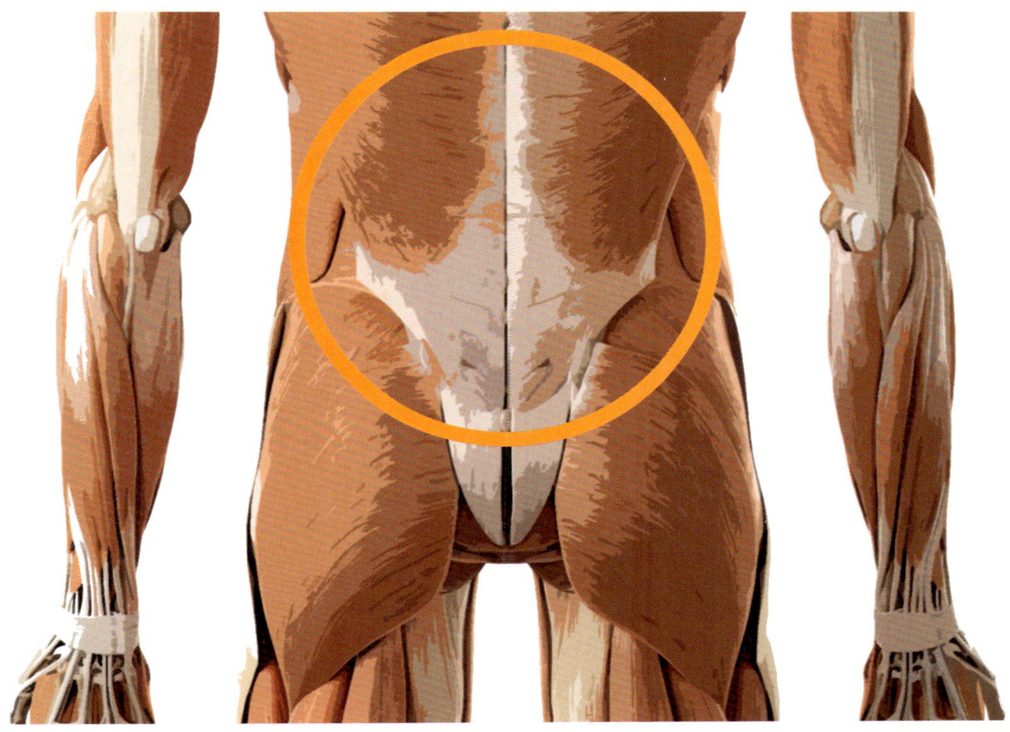

Wie ein feuchter **Schwamm** speichert dabei die extrazelluläre Matrix (EZM) der Faszien Wasser inkl. darin gelöster Nährstoffe.

Bleiben wiederkehrende rhythmisierende Bewegungsreize aus und dominieren zusätzlich zu einseitige Belastungen (wie Sitzen oder Stehen), kann dieser Schwamm »austrocknen«. Die »elastischen Häute« verlieren u.a. ihre Spannungseigenschaft und beginnen zunehmend zu »verkleben«.

Diese Verhärtungen oder Verklebungen werden dabei auch immer mehr in Zusammenhang mit z.B. (unspezifischen) **Rückenschmerzen**, wiederholt auftretenden **Sportverletzungen** oder **Muskelverspannungen** gebracht.

EXKURS: Unspezifische Rückenschmerzen (ULBP)

Der Begriff **»unspezifischer Rückenschmerz«** umschreibt die Tatsache, dass es i.d.R. viele bzw. vielschichtige Ursachen für das **eine** Rücken-Problem gibt.

Dabei differenziert die Medizin (Orthopädie & Neurologie) bewusst zwischen den rein **körperlichen** (physischen) und den **nicht-körperlichen** (psychischen) »Triggern«.

In bis zu **90%** der Fälle von HWS- und LWS-Schmerzen (akut wie vor allem chronisch) stellen diese Schmerzen ein »Ergebnis« aus körperlichen **und** nichtkörperlichen Ursachen dar.

Demnach ergibt sich in nur rund **10%** die (günstige) Möglichkeit, genau diesen **einen** Grund für das Rückenproblem klar diagnostizieren zu können.

Hier gelingt es folglich dann sehr gut, durch Ausschalten dieses alleinigen Verursachers (z.B. vorgebeugte Stehposition am Fließband) den Rücken-Schmerz zu unterbrechen (→ mono-kausaler Zusammenhang).

Jedoch lässt sich durch das komplexe, teils komplizierte Wirkungsgefüge vieler unterschiedlicher Einflussgrößen (physisch & psychisch) dieser rein »mechanische« Therapieansatz nicht erfolgreich umsetzen.

Treten vor allem die **nichtkörperliche** Stressoren (wie z.B. Dauer-Stress, Ängste, große finanzielle Sorgen, Doppelbelastung) zunehmend in den Vordergrund, können alleine diese Faktoren wiederum auch die **körperlichen** Reaktionen (wie z.B. Nackenschmerzen, Migräne, Magenprobleme, LWS-Schmerzen) hervorrufen bzw. verstärken.

Werden langfristig diese negativen Einflüsse nicht abgestellt bzw. bleibt ein erfolgreiches **Stress-Management** aus, können damit z.B. die bleibend wiederkehrenden Rückenschmerzen nicht erfolgreich behoben werden.

Als erfolgreiches Management dienen daher – neben mehr Zeit für weniger Aufgaben – auch wieder eigene körperliche (Sport-)Aktivitäten i.S. der Entstressung bzw. Entschleunigung.

Oder anders formuliert: Der »schwache« Rückenmuskel allein ist nicht für die (komplexen) Rückenprobleme verantwortlich.

4. MERKE

Unspezifische Rückenprobleme benötigen daher meist ebenso unspezifische Bewegungsreize mit der Wirkung auf Körper und Geist!

Gerade diese monotonen wie lang andauernden Haltungsmuster im Alltag (Sitzen oder Stehen), aber auch die intensiven oder einseitigen sportlichen Belastungen (z.B. Marathonlauf), können dazu führen, dass sich – neben dem Muskel – auch das Bindegewebe bzw. die Faszie zunehmend verspannt.

»Geschmeidige« vs. »verklebte« Faszien-Platte

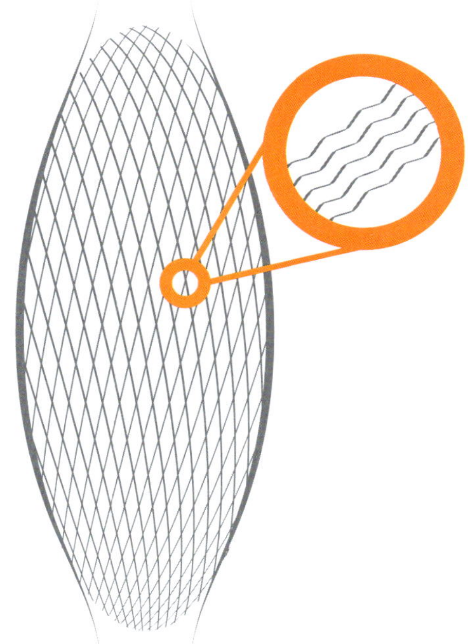

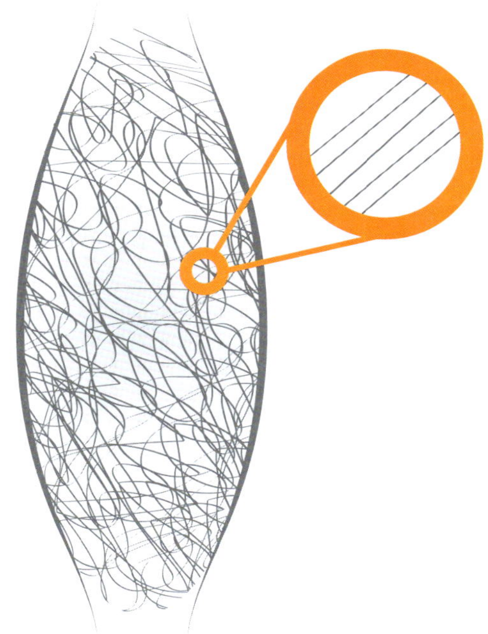

Um diese Verhärtungen zu lösen, helfen u.a. **passive** Techniken wie die Bindegewebs-Massage (BGM/SRT(*) nach E. DICKE), die Quer-Friktion (deep friction nach J. CYRIAX) oder der dosierte Einsatz einer Roll-Massage (z.B. BLACKROLL®).

Als **aktive** Maßnahmen können aber auch Mobilisations-, Dehn- und Kräftigungs-Übungen (z.B. im Rahmen einer gezielten Rückengymnastik) diesen Faszien-Verhärtungen und -Verklebungen entgegenwirken. Hiermit erfüllen die genannten Maßnahmen – laut den aktuellen Ergebnissen aus der Faszien-Forschung – in wirkungsvoller Art den Leitsatz: →

5. MERKE *»Die Faszien benötigen stets runde sowie rhythmisierende Bewegungsreize«!*

(: BGM: Binde-Gewebs-Massage; SRT: Subkutane-Reflex-Therapie n. Elisabeth DICKE)*

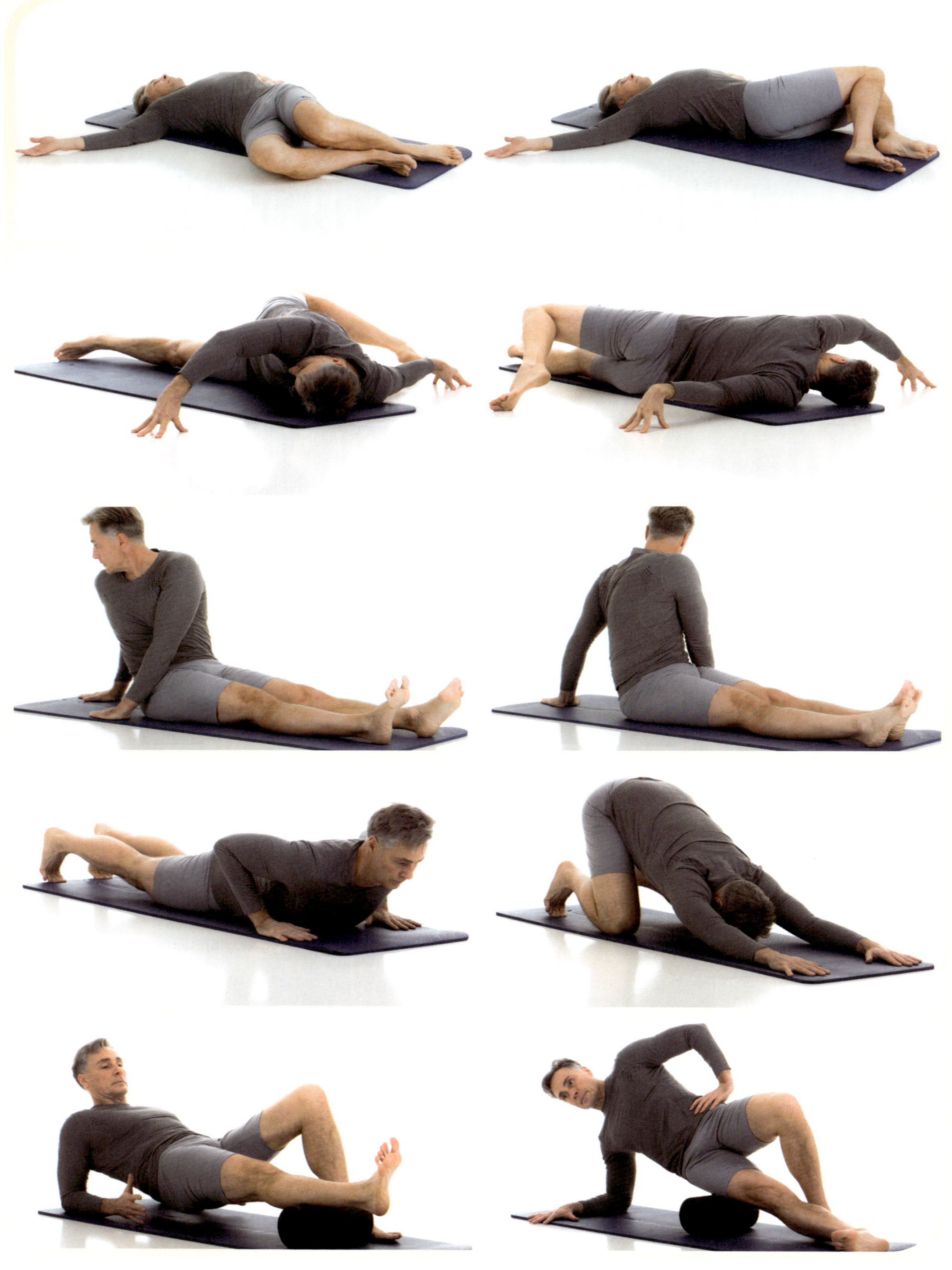

1.7 BEDEUTUNG UND GRENZEN VON DEHNÜBUNGEN

Das neu entdeckte Filament **Titin** löste insbesondere in den **90**er Jahren eine Welle an vor allem für die Sportpraxis wegweisenden Untersuchungen aus.

Diese konnten endlich darlegen und begründen, warum ein gedehnter Muskel nicht in seiner Position verweilt, sondern durch Titin **sofort** wieder zurückgeführt wird.

Es wurde weiter festgestellt, dass neben den Muskel- und Sehnenspindeln die Kontrolle der **Muskelspannung** (Ruhetonus) auch über dieses Titin erfolgt.

Die Differenzierung zwischen passiven und aktiven Dehnübungen spielt gerade bei der Vorbereitung (Warm-up) auf eine intensive Sportbelastung eine wichtige Rolle.

Denn nicht nur durch langanhaltende Dehnübungen (> 20 Sekunden), sondern auch durch deren passiv-statische Ausführung, lässt sich der **Muskeltonus** kurzzeitig herabsetzten (→ Annahme VI. 👍).

Obwohl sich der Sportler dadurch weicher und beweglicher fühlt, mindert er aber durch dieses ausgiebige Stretching gleichzeitig die **Leistungsfähigkeit** (→ Annahme III. 👎) bzw. die Explosivität in seiner Muskulatur.

Dies kann – wie in vielen Studien gezeigt – wiederum zu einer Zunahme statt zu einer Vorbeugung von **Verletzungen** am Muskel (→ Annahme IV. 👎) führen (siehe: aktueller Beitrag in der Zeitschrift für Sportmedizin, 03/2017).

Somit sollte direkt vor dem Sport, insbesondere **vor** schnellen Sprint-, Sprung- und Wurf-Belastungen, die **aktive dynamische Dehnung** i.S. einer kontrollierten Schwunggymnastik oder der Lauf-ABC-Schule bevorzugt, ja gewählt werden.

Weiter konnte in diesem Zusammenhang belegt werden, dass Dehnübungen **nicht** dazu beitragen, einen **»Muskelkater«** (→ Annahme V. 👎) zu verhindern. Da dieses bekannte Schmerzphänomen auf kleinste Verletzungen (Mikro-Traumata/Mikro-Läsionen) in der Region von Z-Scheibe und Aktin-Filamenten zurückzuführen ist, sollte **intensives Dehnen/Stretching** unmittelbar nach einem »harten« Training nur in dosierter Form angewendet werden bzw. eher zeitversetzt oder als eigenständige Trainingseinheit zum Einsatz kommen.

Gilt es nun die **Beweglichkeit** zu erhalten bzw. zu verbessern (→ Annahme I. 👎), reichen die herkömmlichen »alten« Maßnahmen über Dehnübungen **alleine** nicht aus.

Für eine langfristige Veränderung bzw. Verbesserung der Beweglichkeit ist es daher unumgänglich, insbesondere die »schwächere« Seite zu **kräftigen**.

Die **Kraft-Balance** zwischen Muskel (Agonist) und Gegenmuskel (Antagonist) muss wieder zueinander harmonisch wie funktionell neu ausgerichtet werden.

KAPITEL 2
TRAININGSWISSENSCHAFTLICHER TEIL

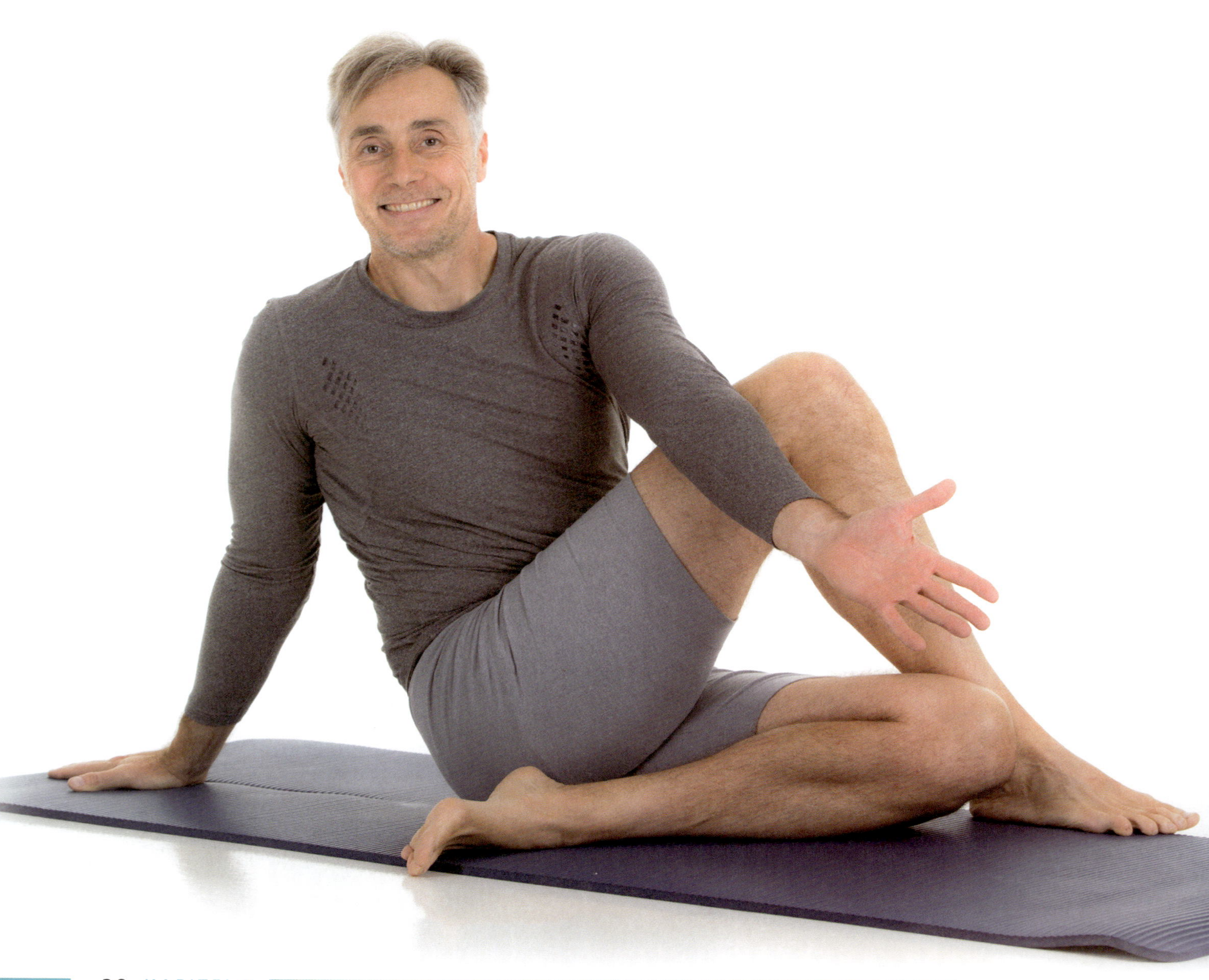

2. SPORTWISSENSCHAFT DIENT DER TRAININGSWISSENSCHAFT

Im ersten Teil konnte schlüssig aufgezeigt werden, dass viele der gefühlten Wirkungen durch Dehn- und Stretching-Übungen unter dem heutigen, aktuellen sportwissenschaftlichen Stand kritisch hinterfragt werden müssen. Insbesondere durch die **»Feder-Funktion«** des Titin-Filaments ergeben sich in der Konsequenz neue sportpraktische wie trainingsrelevante Maßnahmen.

Die Beweglichkeit, als eine der fünf sportmotorischen Fertigkeiten, benötigt auch hier eine differenzierte Betrachtung und kann – gegenüber der »alten« Lehrmeinung – alleine mithilfe von Dehnübungen **nicht** signifikant beeinflusst werden.

Dabei gilt es, wie bereits in den vorherigen Teilabschnitten ausgeführt, die »gefühlten« (subjektiven) Veränderungen eindeutig von den messbaren bzw. objektiv nachweisbaren Ergebnissen abzugrenzen.

In diesem Zusammenhang und unter dem Aspekt einer nachhaltigen Wirkung spricht der Sportler oft von seinen **»verkürzten«** Muskeln (→ Annahme II.).

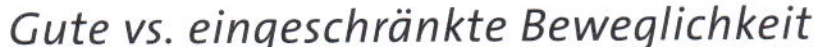

Gute vs. eingeschränkte Beweglichkeit

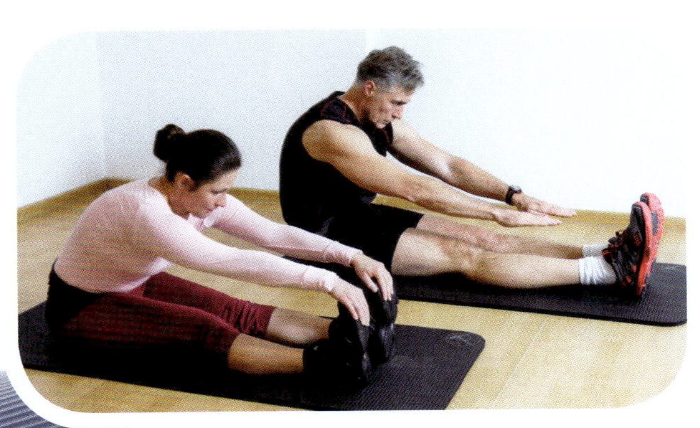

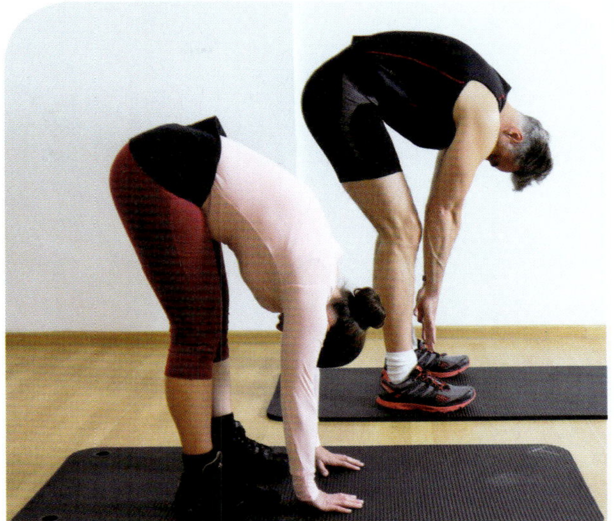

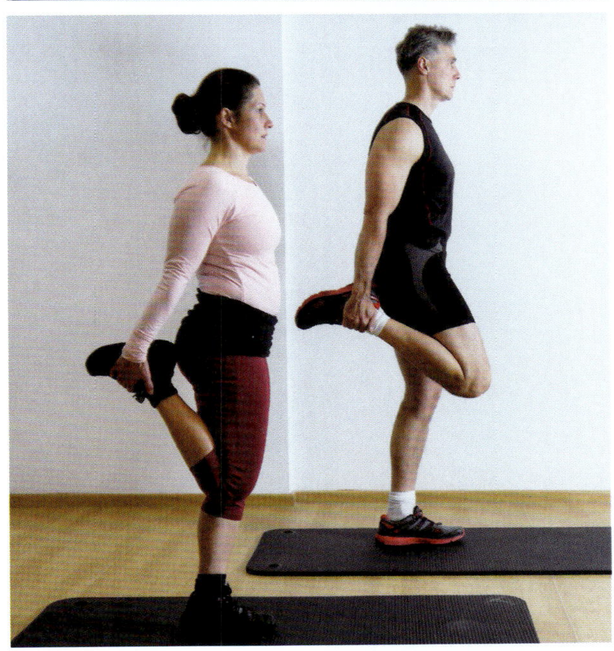

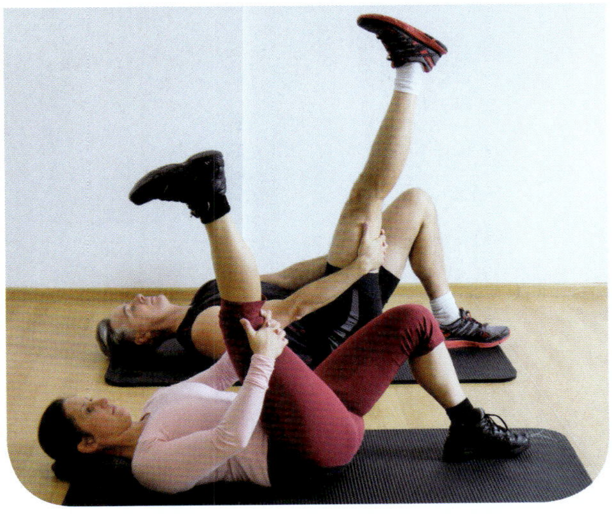

2.1 DER »VERKÜRZTE« MUSKEL UND SEINE »FUNKTIONELLE« LÄNGE

Der **»verkürzte«** Muskel umschreibt den Zustand, dass durch verstärkt auftretende einseitige Alltagspositionen (z.B. Sitzen, Stehen) oder durch zu einseitige intensive Belastungen im Sport (z.B. Speerwurf, Kugelstoßen) sich Ursprung und Ansatz bestimmter Muskeln **»angenähert«** haben.

Bei beiden Beispielen hat der Muskel »gelernt«, in nur einem bestimmten, meist engeren Aktionsradius funktionieren bzw. die dafür notwendige Kraft aufbringen zu müssen.

Das einzelne Sarkomer hat sich – statt bei rund ~ **2,5** µm – auf eine kleinere Einheit von etwa > **2,2** µm »verkürzt«. Damit »überlappen« nun mehr Anteile an Aktin und Myosin, mit der Konsequenz für **mehr** Kraft und Spannung.

Gleichzeitig haben sich – immer unter der Voraussetzung eines **fehlenden** Ausgleich-Trainings – die Gegenmuskeln (Antagonisten) abgeschwächt.

Im Umkehrschluss »sperren« sich diese, weil weniger kräftig, nicht so stark gegenüber den äußeren Dehnreizen bzw. lassen sich leichter in die Länge ziehen.

Auch hier zeigen sich im Detail die Veränderungen. Das Sarkomer hat sich (von seiner durchschnittlichen Einheit von ~ **2,5** µm) auf bis zu < **3,0** µm hin verlängert.

Somit ergibt sich eine **geringere** Überlappungsfläche von Aktin und Myosin. Spannung sowie Kraft **nehmen** in dieser längeren Position deutlich **ab**.

Verschiedene Überlappungsflächen: Einfluss auf die Spannung

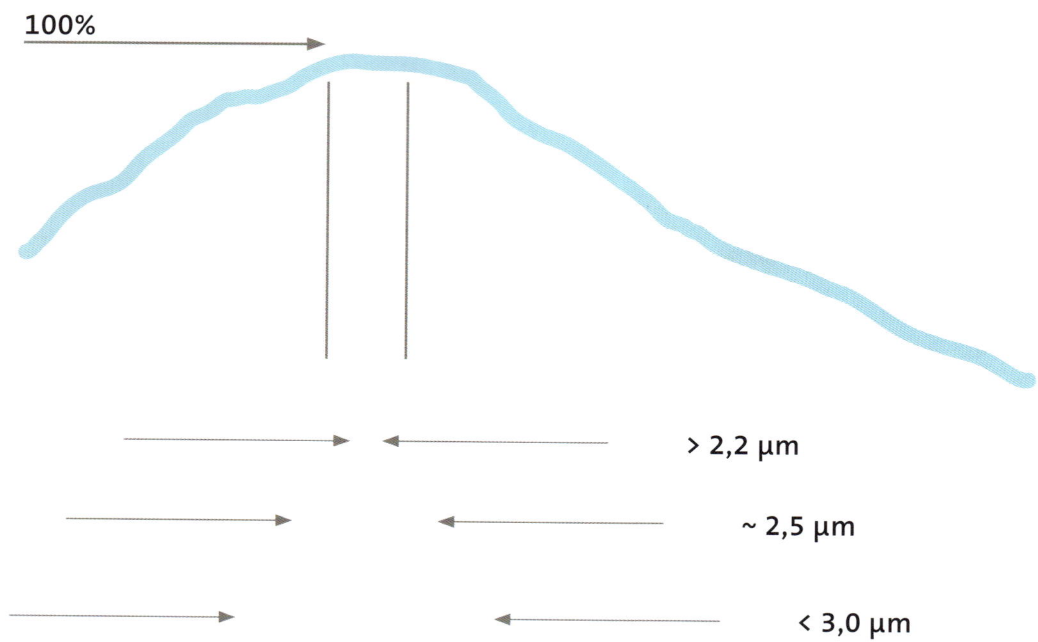

Im Gesamtbild hat sich also die sogenannte **Kraft-Balance** bezüglich Muskel und Gegenmuskel in nur eine (meist ventrale) Richtung nach vorne verschoben.

Als dessen Folge reduziert sich nicht nur die (aktive) Beweglichkeit. Auch die (passive) Gelenkigkeit leidet unter diesen verstärkt einseitig auftretenden Zugkräften.

I.d.R. sind diese Muskeln sehr kräftig entwickelt und lassen sich weniger leicht in die Länge ziehen bzw. »wehren« sich stärker gegen äußere Dehnreize (siehe: Fotos unten).

Normale vs. einseitige Kraftentwicklung im Schulterbereich

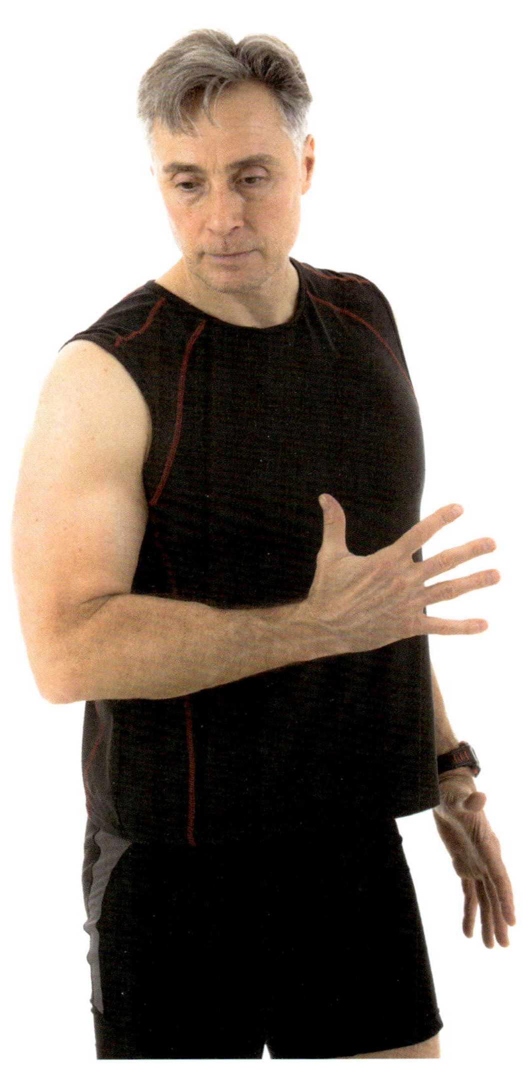

Der Speerwerfer fühlt sich folglich unbeweglicher, weil z.B. seine sehr kräftig ausgeprägte **Schulter-** und **Brustmuskulatur** (auf der Wurfarmseite) die weit ausholende Gegenbewegung (nach hinten-außen) nur eingeschränkt zulässt (aktive Beweglichkeit!).

Langfristig kann diese einseitige Kraft-Dominanz aber auch zusätzlich zu Schulterproblemen (z.B. Impingement-Syndrom) führen, da der Oberarm-Kopf aus der Schulter-Pfanne nach vorne-oben »wandert« (passive Gelenkigkeit!). (siehe: Fotos Seite 42)

Veränderte Position von Oberarm zu Schulter-Pfanne

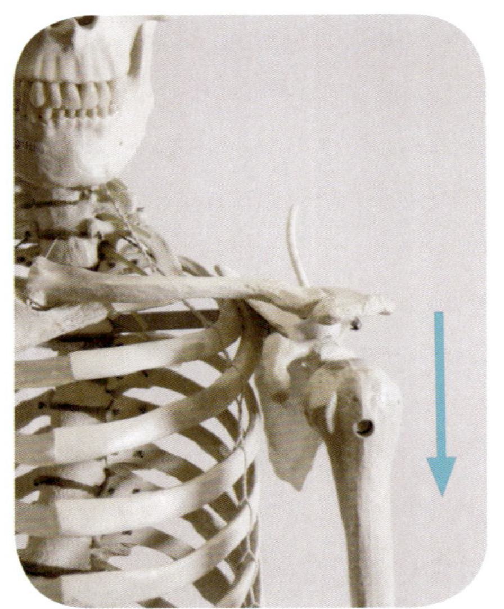

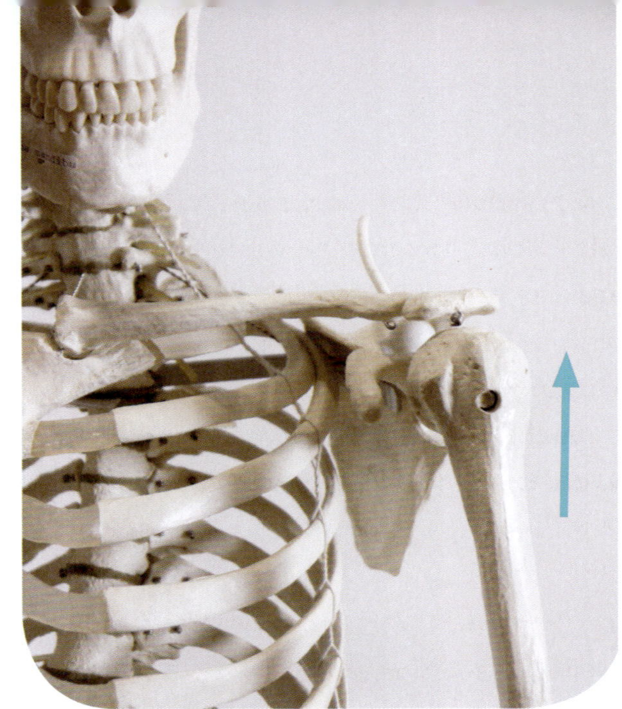

Die gleiche Entwicklung vollzieht sich ebenso z.B. beim Bus- oder Taxifahrer im Bereich seiner **hüft-streckenden** Muskulatur sowie seiner langen und vor allem **queren** Rückenmuskulatur. Das Einhalten einer aktiven, aufrechten Sitzposition (siehe: Foto unten links) gelingt zunehmend erschwerter, weil sich im Laufe der Jahre diese dafür notwendigen Muskeln der permanent schlechteren Sitzhaltung angepasst, ja »untergeordnet« haben (siehe: Foto unten rechts).

Diese wurden folglich zunehmend schwächer, während deren Gegenmuskeln (hier: hüft-beugende Muskulatur u. Schulter-/Brustmuskulatur) nur in einem kleineren Wirkungsbereich funktionieren müssen.

Sie entwickeln damit in einem engeren Aktionsradius (siehe: höherer Überlappungs-Grad von Aktin u. Myosin) größere Kräfte und leisten also – aus physiologischer Sicht – in einem kleineren Bereich die genügend notwendige bzw. »optimale« Kraft!

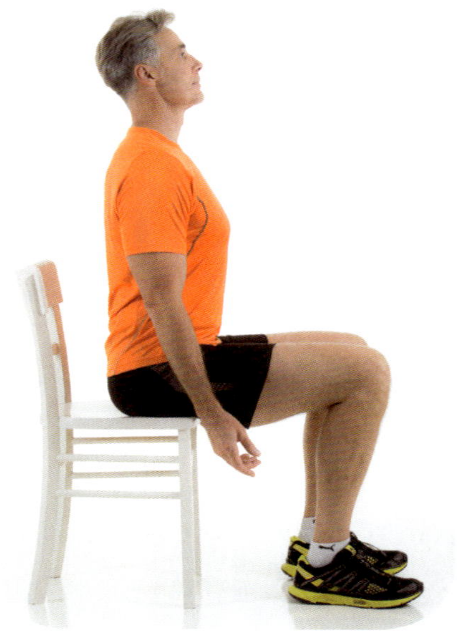

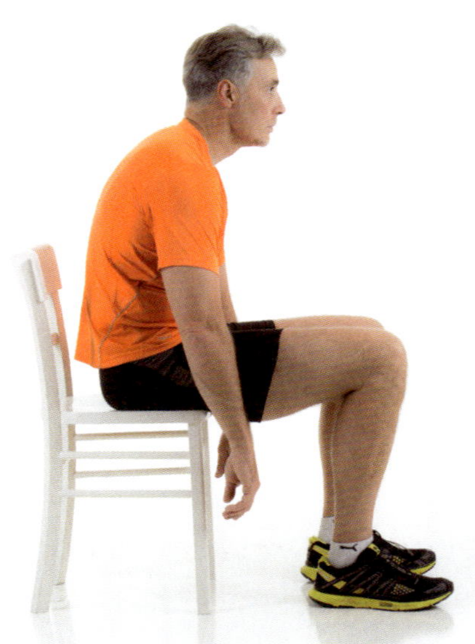

Gute vs. schlechte Sitzposition

In der Konsequenz entwickelt sich (auch im Stehen) eine zunehmend schlechtere Haltung dadurch, dass sowohl (i.S. der Gelenkigkeit) über die **Becken-Aufrichtung** (= fehlende LWS-Lordose) wie auch über die **Rücken-Krümmung** (= zunehmende BWS-Kyphose) die muskuläre Dys-Balance (i.S. der Beweglichkeit) voranschreitet.

Wenn nun der Volksmund von »verkürzten« Muskeln spricht, wurde bereits in den **90**er Jahren – als ein Teilergebnis aus den umfangreichen Studien zum Thema Dehnen – der Begriff einer **»funktionell angepassten Muskellänge«** (nach J. FREIWALD) definiert.

Damit soll verdeutlicht werden, dass es nicht zwingend einen Nachteil bedeuten muss, wenn sich – insbesondere durch sportliche Belastungen – bestimmte Muskelketten auf ihre wesentliche Aufgabe hin entwickeln.

Am Beispiel des Radrennfahrers lässt sich dies im Vergleich zum Speerwerfer anschaulich verdeutlichen.

Verschiedene Kraft-Längen-Kurven: Radfahrer vs. Speerwerfer

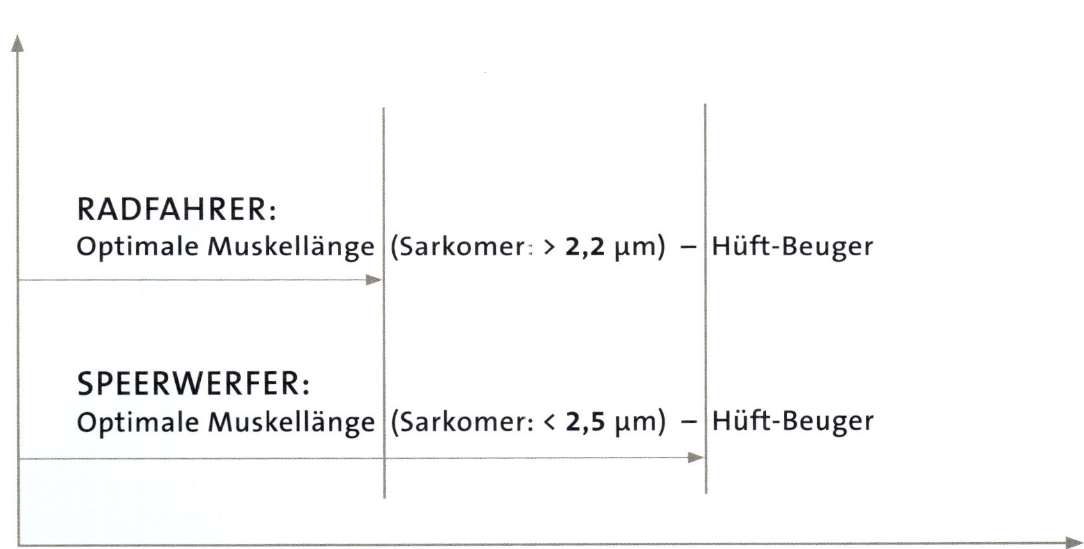

Während der Radfahrer in einer überwiegend **gebeugten** Hüft- und Knieposition agieren muss, benötigt hingegen der Speerwerfer eine enorm **große** wie diagonale Bewegungsreichweite vom (rechten) Wurfarm bis hin zum (linken) Stemmbein.

Noch auffälliger verhält es sich beim Turner: Er muss für seine extremen Bewegungsamplituden äußerst intensiv bzw. zeitaufwendig u.a. seine **sportart-spezifische** Beweglichkeit trainieren.

Ihm gegenüber benötigt der Langstrecken-Läufer mit einer nur »kleinen« Schrittlänge oder der Eishockey-Spieler mit einer überwiegend gebeugten Hüftposition eine weit geringere Bein- bzw. Hüft-Beweglichkeit.

Die notwendige Kraft für eine läuferische oder radfahrende Fortbewegung wird also in einem hierfür **engen** Aktionsbereich genügend umgesetzt.

Jeder Athlet, gerade im Hochleistungssport, benötigt somit eine auf seine Anforderungen hin ausgerichtete **sportart-typische** Beweglichkeit sowie Kraft.

Beweglichkeitsprofil: Speerwerfer vs. Eishockey-Spieler

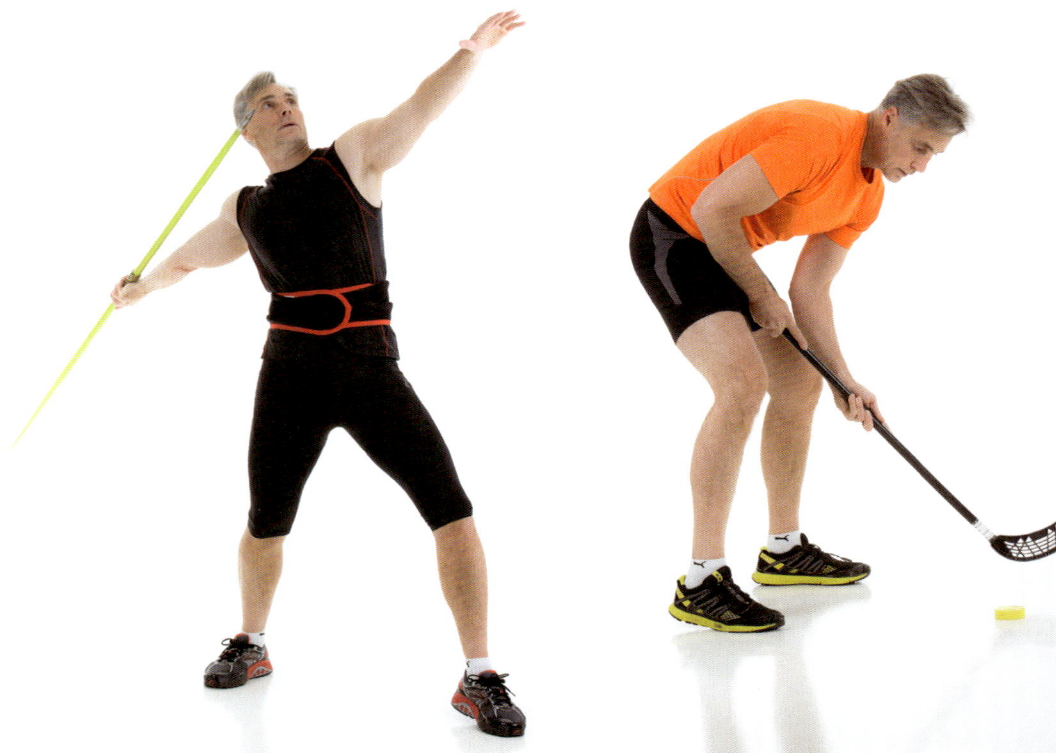

Unter diesem Gesichtspunkt wäre es weiter unzutreffend, diese sehr verschiedenen Sportarten (mit ihren speziell ausgeprägten Handlungsfeldern) miteinander zu vergleichen und ihnen – salopp formuliert – »verkürzte« Muskeln bzw. eine »schlechte« Beweglichkeit zu bescheinigen.

Neben dieser wichtigen Differenzierung stellt sich nun im Weiteren die berechtigte Frage, warum auch noch heute immer wieder durch intensive (Dehn-)Übungen eine extreme Beweglichkeit erzwungen wird, wenn doch das eigentliche Aktionsfeld in bestimmten Gelenksbereichen viel kleiner ausfällt. Man könnte hierzu auch treffender formulieren: →

»Muss sich ein Läufer oder Fahrradfahrer einen Spagat antrainieren«?

Gleichzeitig lässt sich jedoch (wie auf Seite 42 beschrieben) beobachten, dass langjährige einseitige Belastungen, nicht nur im Sport, sondern auch im Berufsleben, nachteilige muskuläre sowie knöcherne Anpassungsreaktionen hervorrufen.

Bleiben die notwendigen Ausgleichsübungen am aktiven Bewegungsapparat aus, ergeben sich (kurzfristig) koordinative Defizite (z.B. Speerwurf-Technik). Langfristig betrachtet können sich aber auch funktionelle Veränderungen an der Wirbelsäule (z.B. Brust-Kyphose) entwickeln.

Bevor nun näher auf die »richtige« Wahl effizienter Ausgleichsübungen eingegangen wird, erinnern wir uns an das **Titin**-Filament.

EXKURS: Titin-Filament

Der eigentliche **Muskel** (Primärbündel), so wie wir ihn oberflächlich sehen bzw. ertasten können, besteht aus vielen **Sekundärbündeln** und wird durch die **Muskelfaszie** (Epimysium) zusammengehalten.

Der z.B. längste Muskel ist der Schneidermuskel (M. sartorius) mit einer Länge von über 30 cm und mehr.

Das einzelne Sekundärbündel setzt sich wiederum aus vielen 100 bis 1000 **Muskelfasern** zusammen und wird durch straffes Bindegewebe (Perimysium) gesichert.

Die einzelne Muskelfaser, auch als **Muskelzelle** beschrieben, stellt einen langgezogenen Zell-Leib dar, der ebenfalls von Bindewebe (Endomysium) ummantelt wird.

Jede dieser Muskelfasern besteht wiederum aus vielen (10 bis 100) einzelnen **Myofibrillen** (Muskelfibrillen).

Diese einzelne funktionelle Baueinheit der Skelettmuskulatur hat einen Durchmesser von nur noch **1,0** µm und – je nach Muskel – eine Länge von 1-5 cm bis hin zu 30 cm.

Der Muskel (von groß nach klein)

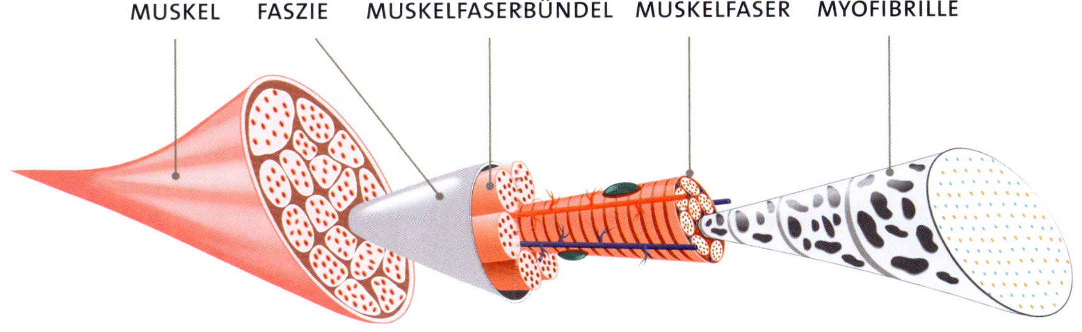

Das **Sarkomer** stellt nun die kleinste kontraktile Einheit innerhalb der Myofibrille dar, wobei sich 1.000 bis 10.000 Sarkomere wie eine Kette hintereinander reihen.

Das einzelne Sarkomer besteht dabei aus zwei Trennwänden, den **Z-Scheiben**, und misst im Durchschnitt rund ~ **2,5** µm.

Von den beiden Z-Scheiben strahlen jeweils **sechs** dünnere **Aktin**-Filamente (Ø 6nm) in einer hexagonalen Anordnung (wie die Borsten einer Zahnbürste) zur Mitte hin und bilden damit eine wabenförmige Zylinderform.

Dabei wird ihre Ausrichtung zur Sarkomer-Mitte zusätzlich von dünnen Eiweißfäden (**Nebulin**) gesichert.

Innerhalb dieser sechs Aktin-Filamente liegt nun ein dickeres **Myosin**-Filament (mit ca. Ø 12nm) und wird durch die **M-Linie** in der Sarkomer-Mitte zentriert.

Die entscheidende Neuentdeckung war nun die **Verbindung** zwischen den beiden Myosin-Enden und den Z-Scheiben.

Diese direkte Verankerung erfolgt wiederum durch je **sechs** hauchdünne Eiweißfäden (Ø 2nm), den sogenannten **Titin**-Filamenten.

Wie bereits auf Seite 18 ff. erläutert funktioniert dieses Titin wie eine **»hoch-elastische Feder«** und sorgt für den Spannungs-Zustand im Muskel (Spanngurt-Funktion!).

Wird das Sarkomer nun gedehnt (< **3,6** µm), straffen sich die Titin-Filamente und verhindern somit auch eine »Überdehnung« von Aktin und Myosin.

Nach dem Dehnreiz ziehen die »gestrafften« Titin-Federn die beiden Sarkomer-Enden sofort wieder in die Ursprungs-/Normallänge (~ **2,5** µm) zurück und sorgen damit für die sogenannte Grund- oder Ruhespannung.

*Das Sarkomer **mit Titin***

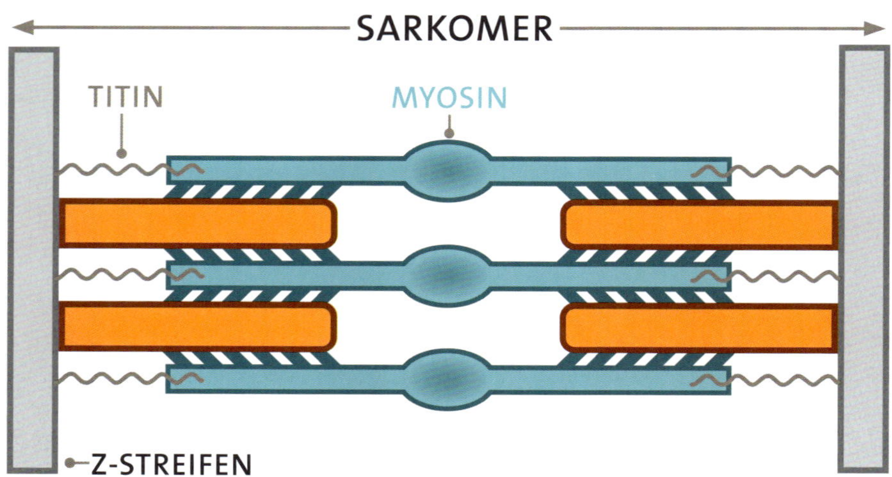

2.2 »SCHWACHE« SEITE GEGEN »STARKE« SEITE

Bereits an diesem Punkt dürfte es dem Leser einleuchten, dass mithilfe der »alten« Lehrmeinung, den »verkürzten« Muskel dehnen zu müssen, ein wirkungsvolles Ausgleichstraining **nicht** erreicht werden kann.

Hierfür hat sich die einseitige Kraft-Dominanz über einen zu langen Zeitraum (Monate bis Jahre!) zu sehr entwickelt, als dass gelegentliche Dehn- und Stretching- Übungen diese Einschränkungen wieder beheben können.

Schematische Darstellung: Boot vs. Wirbelsäule

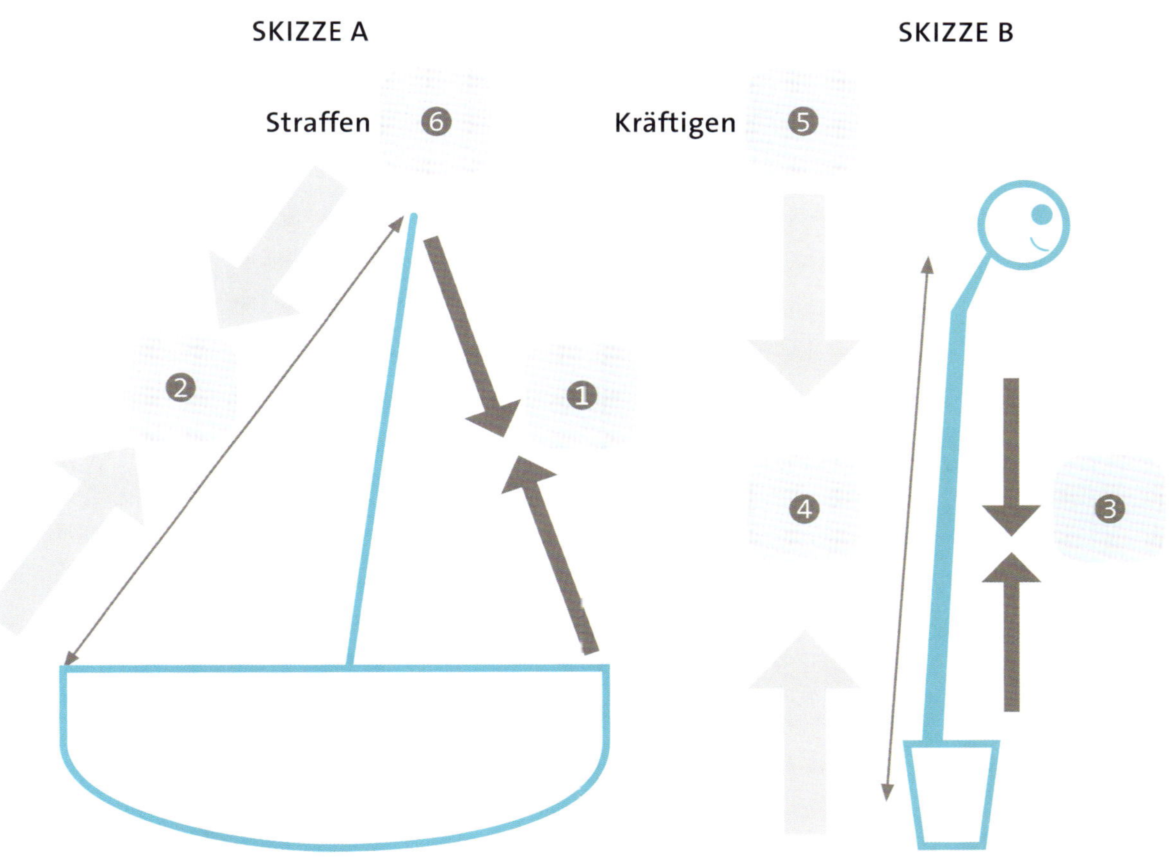

Ähnlich einem Bootsmast, der sich durch einen zu kräftigen Seilzug ❶ nach rechts (Skizze A) neigt, erfolgt eine Vorneigung bzw. eine verstärkte Krümmung (Kyphosierung) an der Wirbelsäule (Skizze B) wegen der »verkürzten« Muskeln ❸ (u.a. Brust-/Bauch- u. hüft-beugende Muskeln).

Als hierfür wirkungsvolleres **Ausgleichstraining** muss nach der »neuen« Lehrmeinung die schwächere Seite ❹ (u.a. quere u. lange Rückenmuskeln) wieder verstärkt **gekräftigt** ❺ werden.

Am Beispiel des Bootsmastes bedeutet dies ein »Nachziehen« bzw. ein »Neustraffen« ❻ des »ausgeleierten« Seilzugs ❷.

2.3 DIE ZENTRALE BEDEUTUNG DER KRÄFTIGUNG

Nach dieser makroskopischen Betrachtung (Muskel vs. Gegenmuskel) ist es ebenso hilfreich, den Muskel auch noch detailgetreu (mikroskopisch) zu begutachten.

Wie reagiert dabei das »Innenleben« des Muskels (Sarkomer) – neben den Dehnreizen – nun auf **Kräftigungsreize** im Rahmen eines gezielten Trainings?

Durch intensives Training (z.B. Krafttraining im Athletik-Bereich) hat sich der Muskel unterschiedlich angepasst. Dabei entwickelt dieser zu Beginn die Fähigkeit, zunehmend mehr Fasern für eine Kraftübung (z.B. Kugelstoß) zu rekrutieren (= intra-muskuläre Koordination).

Langfristig nimmt im Rahmen des **Hypertrophie**-Trainings nicht nur der Muskelquerschnitt zu. Auch die Anzahl der Muskelfasern bzw. der Muskelzellen erhöht sich (**Hyperplasie**).

Anpassungsreaktionen der Muskelfasern

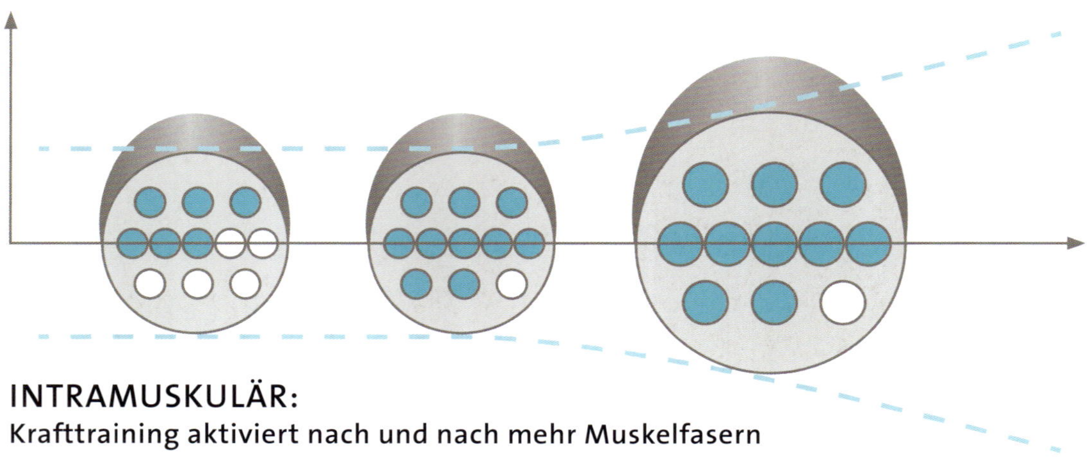

INTRAMUSKULÄR:
Krafttraining aktiviert nach und nach mehr Muskelfasern

Mehr Anteile an Muskelfasern bedeuten in der Summe auch mehr Anteile an Titin-Filamente. Wie unter 2.1 erläutert hat sich dabei das einzelne Sarkomer »verkürzt« (> **2,2** µm) und bietet dadurch einen größeren Überlappungsgrad (Aktin zu Myosin). Der Spannungszustand nimmt in diesem kräftigen Muskel zu!

Um diesen Tonus (Ruhespannung) **kurzfristig** zu reduzieren, können hierfür ausgiebige Stretching-Übungen, insbesondere nach dem Training, wirkungsvoll eingesetzt werden.

Um jedoch **langfristig** die Beweglichkeit gegenüber der kraft-dominanten Seite zu erhalten, ist es unumgänglich, eben diese schwächere (atrophierte) Seite (hier: quere Rückenmuskeln beim Kugelstoß- oder Sperrwurf-Athleten) in gleichem Maße intensiv zu **kräftigen**.

Geeignete und gleichermaßen effiziente Übungen hierzu sind z.B. der **»butterfly reverse«** am Seilzug mit weit ausholenden Bewegungen nach hinten-außen oder das **»Rudern in Vorbeuge«** mit der Langhantel (siehe: Fotos Seite 49).

Somit verhindert der Athlet die Entwicklung einer aufkommenden muskulären Dys-Balance dadurch, dass die weniger beanspruchten Muskeln (wieder) bedeutend kräftiger werden.

Durch mehr Anteile an Titin über mehr Muskelfaseranteile entwickelt sich folglich wieder eine ausgeglichene **Balance** in puncto Kraft und Muskeltonus.

Das natürliche **Kraftverhältnis** von Muskel (Agonist) und seinem Gegenmuskel (Antagonist) bleibt auch bei einseitigen sportlichen Belastungen bestehen, mit der Konsequenz einer ausreichenden (sportart-spezifischen) Beweglichkeit, ohne nachteilige wie negative funktionelle Einschränkungen.

Ausgleichsübungen bei einseitiger sportlicher Entwicklung

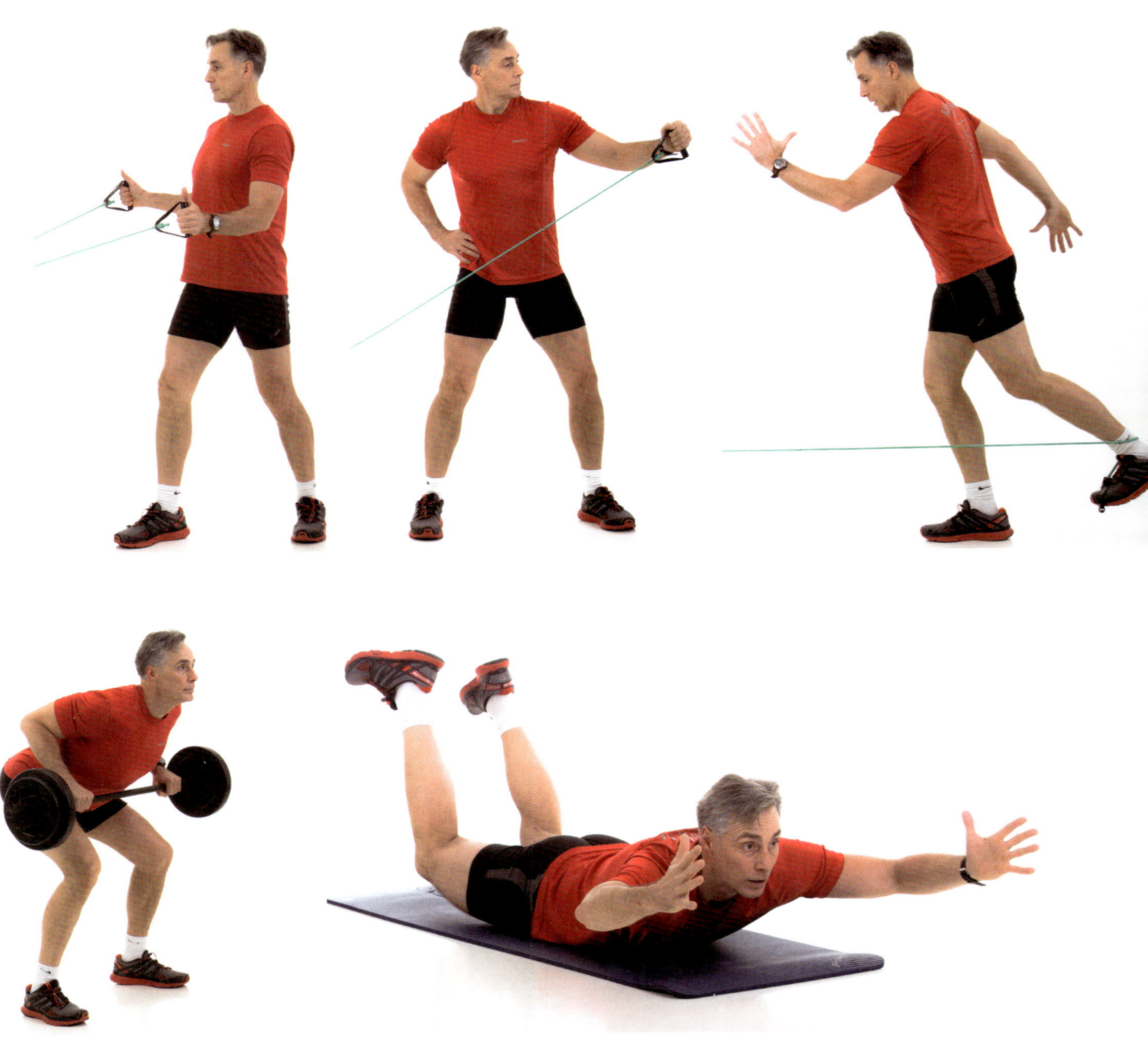

2.4 DER RICHTIGE EINSATZ VON DEHN-ÜBUNGEN

Wenn die tragende Säule für einen wirkungsvollen Erhalt bzw. eine effiziente Verbesserung der Beweglichkeit das **Kräftigen** der abgeschwächten Muskelseite darstellt, ergeben sich folglich für das **Dehnen/Stretching** andere Wirkungsfelder.

Dabei konnten wiederholt die aufgeführten Annahmen und positiven Effekte mittels (evidenzbasierter) Studien und sportpraktischer Tests zum größten Teil nicht bestätigt, teilweise sogar widerlegt werden.

Insbesondere die **subjektive** Wahrnehmung des Sportlers, sich durch Stretching-Übungen (vor dem Sport) **leistungsfähiger, weniger verkürzt** und **weniger verletzungsanfälliger** (inkl. Muskelkater-Prophylaxe) vorzubereiten, ließ sich gegenüber den **objektiven** Untersuchungsergebnissen nicht aufrechterhalten.

Einzig die kurzzeitige **Tonus-Abnahme** im Muskel mittels des Einsatzes ausgiebiger Dehnübungen wird nicht nur vom Sportler selbst als solche empfunden. Auch der messbare Nachweis (z.B. durch Faktoren wie Sehnen-Straffung, Muskelspindel-Aktivität u. Dehnschmerz-Toleranz) bestätigt dieses positive Gefühl als Ausdruck von mehr Beweglichkeit.

Daher, und an dieser Stelle verweisen alle Sportwissenschaftler (wie z.B. BÖS, FREIWALD, JÖLLENBECK, KLEE, WIEMANN, WYDRA et al.) eindeutig darauf hin, dass Dehnen ein **unterstützendes Puzzle-Teil** darstellt, wenn es darum geht, seine alltags- wie vor allem sportart-spezifische Beweglichkeit zu trainieren.

Die Kunst besteht nun darin, nicht nur die geeignete Variante aus den verschiedenen **Dehntechniken** auszuwählen, sondern diese auch **zeitlich** (vor vs. nach der Trainingseinheit (TE)) und optimal **dosiert** (kurz vs. lang) einzusetzen.

Intensität der TE, Ziele, Zeitpunkt der Übungen?	Auswahl für?
→ Optimale Vorbereitung **auf** eine intensive TE → Leistungs-**Zunahme** (kardio-vaskulär, muskulär) → Muskeltonus-**Zunahme** → **Sportart-spezifische** Bewegungs-Vorbereitung	Aktive, dynamische, ballistisch-intermittierende Übungen wie → **Lauf-ABC** oder **Schwung-Gymnastik**

Wie ausführlich dargestellt, fällt die Auswahl dann auf die kürzeren **aktiven**, **dynamischen** Dehnübungen (i.S. einer ballistischen Schwunggymnastik), wenn der so wichtige Muskeltonus **nicht** reduziert werden soll.

Dies ist umso bedeutender, je intensiver und explosiver der Muskel für bestimmte Sportbelastungen (z.B. 100-Meter Sprint, Weitsprung oder BB-Spiel) funktionieren muss.

Durch wiederholte »Ausholbewegungen«, welche auch mithilfe der Gegenspieler (Antagonisten) erfolgen, bereitet der Athlet sich und seine Muskeln auf eine größere Bewegungsreichweite vor, **ohne** die Leistungs-Fähigkeit zu schmälern.

Neben dem Geh- und Lauf-ABC inkl. Skipping/ Tapping stellen das Arm-/ Schulter- und Rumpfkreisen bekannte wie geeignete aktive, dynamische Vorbereitungsmaßnahmen dar.

Ein weiterer Vorteil dieser ballistischen Ausführungen ist die Nähe zur anstehenden Belastung (z.B. Hopserlauf > Weitsprung) sowie die gute Durchblutung der Muskulatur.

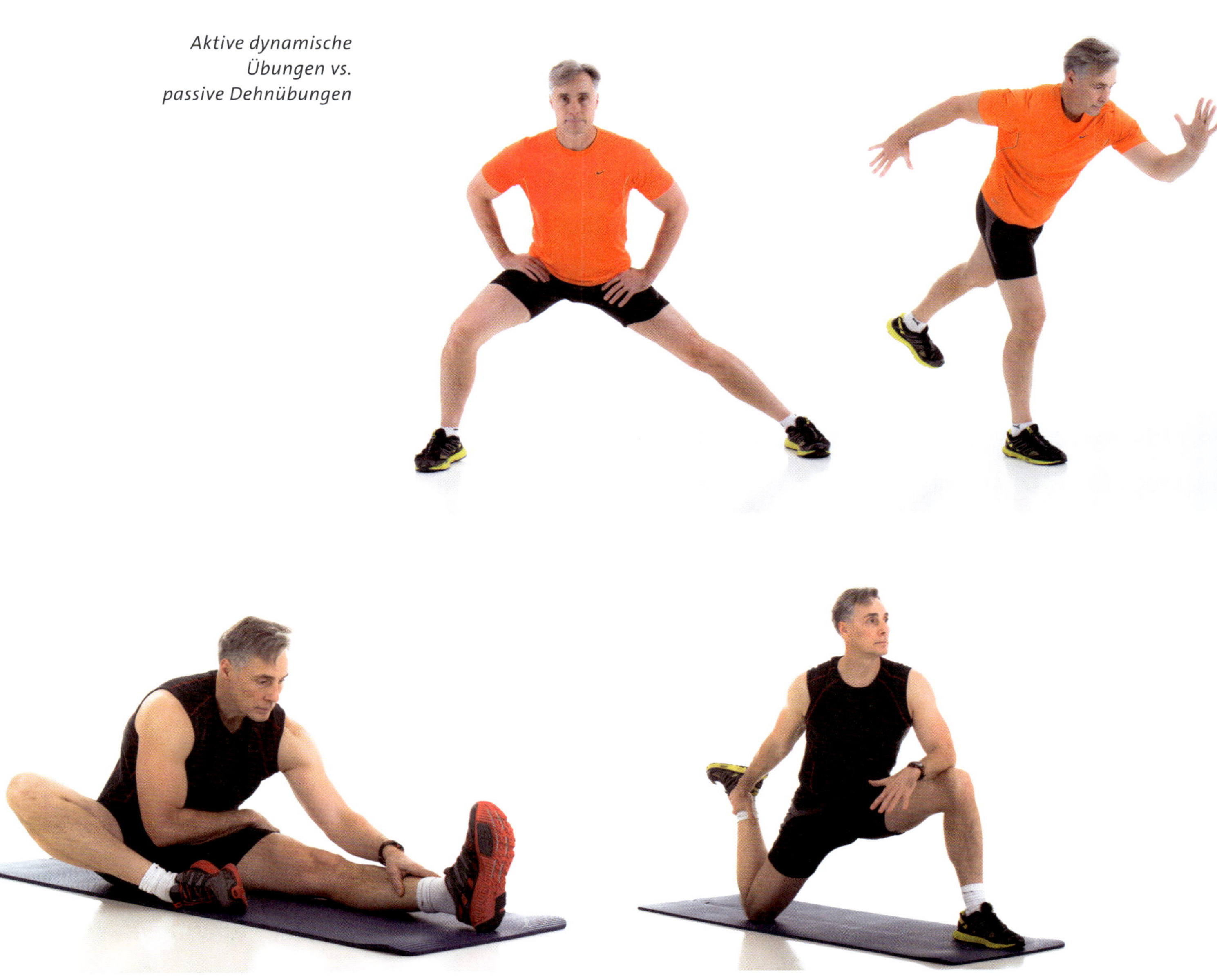

Aktive dynamische Übungen vs. passive Dehnübungen

Verfolgt jedoch der Sportler vorrangig das Ziel, wieder »geschmeidiger« zu werden bzw. seinen Muskeltonus bewusst zu senken, fällt die Auswahl dann (günstigerweise) auf das **passive Dehnen** bzw. das **Stretching**.

Gerade nach einer intensiven Trainingseinheit (z.B. Krafttraining, HB-Spiel oder Intervall-Läufe) nimmt – neben Werten wie pH, Laktat etc. – die Stiffness des Muskels (Muskeltonus) messbar (EMG-Analyse) zu.

Mithilfe ausgiebiger Dehnübungen über längere Zeit (> 10-30 Sekunden) sowie deren wiederholter Ausführung lösen sich im Weiteren Verspannungen und Verhärtungen im Muskel sowie Verklebungen an den Faszien.

Intensität der TE, Ziele, Zeitpunkt der Übungen?	Auswahl für?
→ Optimale Nachbereitung **nach** einer intensiven TE → Leistungs-Rückführung (kardio-vaskulär, muskulär) → Muskeltonus-**Abnahme** → **Sportart-unspezifische** Bewegungs-Nachbereitung	Auslaufen, Austraben Lockerung, Mobilisation → **Passives Dehnen** bzw. **Stretching**

Im Rahmen des Cool-down-Trainings haben sich hierfür weitere Unterformen des passiv-statischen Dehnens als vorteilhaft bewährt: →

Zum einen das sogenannte **Anspannungs-Entspannungs-Dehnen** (AED), auch als **Post-Isometrisches Stretching** (PIS) oder als **Contract-Hold-Relax-Stretch** (CHRS) beschrieben (siehe: Glossar). Hierbei wird bewusst der zu dehnende Muskel für einige Sekunden (ca. 5-8 Sekunden) statisch-isometrisch angespannt. Über die Kontrolle der **Sehnenspindeln** erfolgt mit Beendigung der Kontraktion kurzzeitig eine reflektorische Entspannung (**autogene Hemmung**). In diesem günstigeren Entspannungszustand kann die sofort anschließende Dehnung (ca. 10-30 Sekunden) noch wirkungsvoller auf den Muskel einwirken (siehe: Exkurs, Seite 53).

Ein anderes Verfahren stellt die **reziproke Antagonisten-Hemmung** dar. Hierzu wird während der Ausführung der Dehnübung (z.B. Beinrückseite) bewusst der Gegenmuskel (Antagonist) des zu dehnenden Zielmuskels (hier: Beinvorderseite bzw. Knie-Strecker) statisch-isometrisch angespannt. Je intensiver die Strecker-Muskeln kontrahieren, desto mehr müssen deren Gegenspieler, die Knie-Beuger-Muskeln, entspannen (siehe: Exkurs, Seite 54). Dieser natürliche Ablauf von Anspannung (Agonist) vs. Entspannung (Antagonist) wird über die 2. wichtige Funktion der **Muskelspindeln** (neben der 1. Funktion als »Dehnungs-Bremse«) i.S. des poly-synaptischen Reflexbogens gesteuert.

Beide neuro-physiologischen Dehntechniken verfolgen somit das Ziel, während der Dehnphase den Zielmuskel noch intensiver zu **relaxieren**.

Folglich erfordern diese Ausführungstechniken – zusätzlich zur bewussten Entspannung – insbesondere ein Mehr an **Zeit** und **Wiederholungen**. Sinnigerweise bietet es sich daher an, gerade diese Dehntechniken am Ende einer TE oder im Rahmen einer eigenständiges Ausgleichsstunde einzusetzen.

EXKURS: Dehn-Tests für die Schulter-Brust-Muskulatur – Autogene Hemmung

Test 1.1: Dehnung ohne vorgeschaltete Anspannung

Nehmen Sie die stehende Position mit gestrecktem Arm an der Wand ein.
Drücken Sie dabei den Arm **nicht** gegen/an die Wand.
Die Brust-Muskulatur (m. pectoralis major) bleibt **entspannt** (Foto rechts).
Drehen Sie nun den Oberkörper sanft vom gestreckten Arm weg.

1. Beobachten Sie, wie weit Sie sich von der Wand wegdrehen können.
2. Spüren Sie, wie stark sich die Dehnung im Schulter-Brust-Bereich anfühlt.

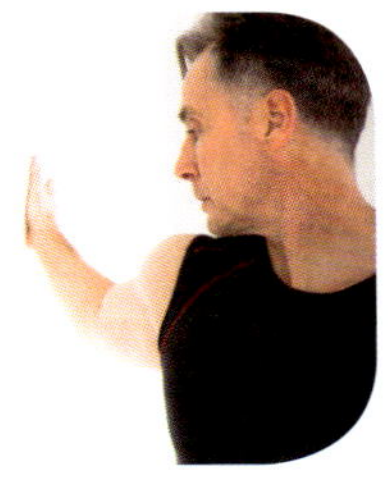

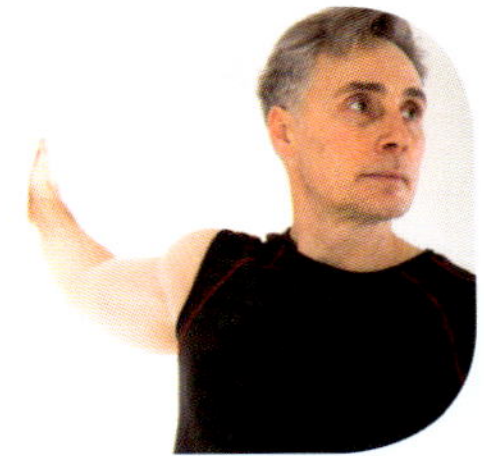

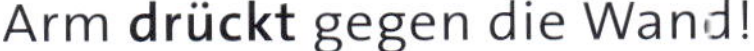

Arm **drückt** gegen die Wand!

Arm drückt **nicht** gegen die Wand!

Test 1.2: Dehnung mit vorgeschalteter Anspannung

Nehmen Sie die stehende Position mit gestrecktem Arm an der Wand ein.
Drücken Sie dabei den Arm (für ca. 5-8 Sekunden) gegen/an die Wand.
Die Brust-Muskulatur (m. pectoralis major) wird **angespannt** (Foto links).
Danach drehen Sie nun den Oberkörper sanft vom gestreckten Arm weg.

1. Beobachten Sie, wie weit Sie sich von der Wand wegdrehen können.
2. Spüren Sie, wie stark sich die Dehnung im Schulter-Brust-Bereich anfühlt.

Post-Isometrisches Stretching (PIS) bzw. AED oder CHRS →
Durch die vorgeschaltete **Anspannung** der zu dehnenden Muskulatur (hier: Schulter-Brust-Muskulatur) erfolgt im Anschluss an die Kontraktion kurzzeitig eine günstige wie erhöhte **Entspannung**, ausgelöst durch die **Sehnenspindeln** (→ **autogene Hemmung**) i.S. einer Schutzreaktion.
In der Konsequenz kann man sich somit »etwas weiter wegdrehen« und es «zieht etwas weniger stark«.

EXKURS: Dehn-Tests für die Beinrückseite – Reziproke Antagonisten-Hemmung

Test 2.1: Dehnung **ohne** Anspannung der Antagonisten

Nehmen Sie die sitzende Position mit gestreckten Beinen am Boden ein. Die knie-streckenden Muskeln (m. quadrizeps femoris) bleiben **entspannt**. Mit den Händen schieben Sie Ihren Oberkörper gerade nach vorne.

1. Beobachten Sie, wie weit Sie sich gerade vorbeugen können.
2. Spüren Sie, wie stark sich die Dehnung auf der Beinrückseite anfühlt.

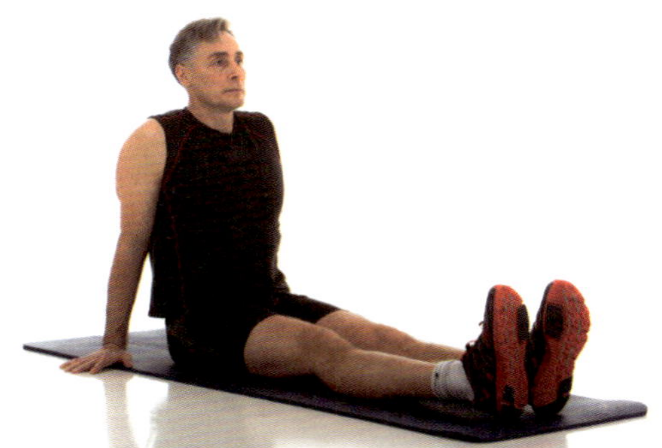

Vorbeuge **ohne** angespanntem Knie-Strecker

Test 2.2: Dehnung **mit** Anspannung der Antagonisten

Nehmen Sie die sitzende Position mit gestreckten Beinen am Boden ein. Die knie-streckenden Muskeln (m. quadrizeps femoris) werden **angespannt**. Mit den Händen schieben Sie Ihren Oberkörper gerade nach vorne.

1. Beobachten Sie, wie weit Sie sich gerade vorbeugen können.
2. Spüren Sie, wie stark sich die Dehnung auf der Beinrückseite anfühlt.

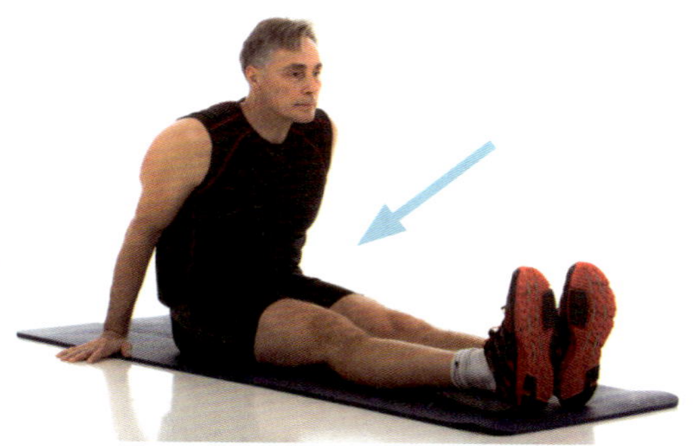

Vorbeuge **mit** angespanntem Knie-Strecker

Durch die **Kontraktion der Antagonisten** (hier: Oberschenkel-Vorderseite) wird eine günstige wie erhöhte **Entspannung der zu dehnenden Agonisten** (hier: Oberschenkel-Rückseite) über die **Muskelspindeln** ausgelöst (→ **reziproke Antagonisten-Hemmung**).
In der Konsequenz kann man sich somit »etwas weiter vorbeugen« und es »zieht etwas weniger stark«.

2.5 WENN DEHNEN UND KRÄFTIGEN, WARUM NICHT YOGA?

Das vorliegende Buch mit dem Titel **HATHA-YOGA IM SPORT** wurde von mir und dem Verlag **VIA NOVA** mit dem vorrangigen Ziel konzipiert, dass der interessierte Leser durch eine schlüssige wie fundierte Hinführung aus der Medizin sowie der Sport- und Trainingswissenschaft die klaren Vorteile der Yoga-Anwendung nicht nur erkennt, sondern darüber hinaus diese auch für sich selbst oder für seine Athleten gewinnbringend einsetzen kann.

Insbesondere der sportwissenschaftliche Teil erhebt dabei den wichtigen Anspruch, darzulegen, warum man sich von den »alten« Dehnweisheiten zu verabschieden hat und für die »neuen« Trainingsmaßnahmen öffnen muss. Dies umso mehr, wenn es um **langfristige** Erfolge, nicht nur im Bereich der Beweglichkeit (im Sport u. im höheren Alter), gehen soll.

Hierzu war es unerlässlich, den Muskel sowie seine Nachbarstrukturen detailgetreu und bisweilen sehr fachspezifisch zu inspizieren, auch deshalb, weil die Neu-Entdeckung inkl. der vielen Studienergebnisse Auswirkungen auf eine andere bzw. moderne Trainingsplanung mit sich brachte.

Am Ende dieses 2. Kapitels können wir somit zusammenfassend festhalten, dass zu einem ausgewogenen Training, egal, ob im Leistungs-, Breiten- oder Gesundheits-Sport, auch der Erhalt der Beweglichkeit gehört, dies aber mit anderen wirkungsvolleren Trainingsmitteln.

Gerade im Hochleistungs-Sport kann man daher bereits seit vielen Jahren beobachten, dass **vor** dem Hauptteil die passiven Dehnübungen (wieder) durch eine bewegungs-spezifische **Schwunggymnastik** ersetzt werden. Das ausgiebige **Stretching** inkl. zusätzlicher Mobilisations- und **Kraft**-Übungen (für die »schwächeren« Muskeln) erfolgt dann erst **im Anschluss** an das »harte« Training bzw. wird zeitversetzt als Ausgleichstraining angewendet.

Hier wurden somit die neuen Erkenntnisse aus der Sportmedizin und der Sportwissenschaft erkannt und kommen nun, weil in der Konsequenz leistungsfördernd wie verletzungsmindernd, verstärkt zum Einsatz.

Trotzdem sucht eben dieser Leistungssport stets nach noch effizienteren Trainingsmaßnahmen, um in der Summe einen Leistungsvorteil zu erzielen. Ein bekanntes Beispiel hierzu ist der mittlerweile selbstverständliche Einsatz des **propriozeptiven Trainings** (z.B. Schlingen- oder TRX-Training®) oder das Einbeziehen von **Brain-Fitness-Übungen**.

Und Yoga?

2.6 DER RICHTIGE EINSATZ VON YOGA-ÜBUNGEN

Die Ausführungsart der Yoga-Übungen (Asanas) stellt – vereinfacht formuliert – eine ruhige, in sich wiederholender Abfolge einzelner Bewegungselemente dar.

Dabei wird eine Vielzahl der Übungen über eine sehr lange Zeitdauer von über **60 Sekunden** bis hin zu **einigen Minuten** eingenommen (bisweilen sogar über 10 Minuten und länger, wie z.B. »Der Lotus-Sitz«).

Ebenso ergeben sich durch mehrere Wiederholungsabläufe (siehe: »Der Sonnengruß«) sehr langanhaltende **»Einwirkzeiten«**. In der Konsequenz werden – im Gegensatz zur klassischen Stretching-Variante bei nur etwa **10-30** Sekunden – folgende Reaktionen bzw. messbaren Effekte ausgelöst:

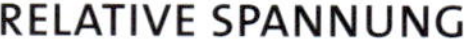

Wie bereits dargelegt, zeigt der Muskel auch in Ruhe einen bestimmten Tonus i.S. der **Ruhe-Spannung**.

Dieser Tonus wird zum einen von den **Sehnenspindeln** gesteuert, welche bei starker Kontraktion, aber auch bei intensiver passiver Dehnung, gereizt werden und die erhöhte Muskelspannung mit einer reflektorischen Gegen-Entspannung kurzzeitig ausgleichen.

Zum anderen kontrollieren die **Titin-Filamente** (mit ihrer straffen Feder-Funktion) den Status der Muskelspannung.

Mithilfe der sogenannten **elektro-myographischen Oberflächenmessung** (EMG) lassen sich dabei die Muskelaktivitäten i.S. der Muskelspannung, sowohl in Ruhe als auch unter Belastung, sehr genau darstellen.

Ein kräftig trainierter Muskel besitzt – aufgrund der höheren Muskelfaseranteile inkl. mehr Titin-Filamente – somit auch einen höheren Tonus (siehe: Grafik unten)!

Erfolgt nun eine Dehnung auf den Muskel, »sperrt« sich demnach dieser »kräftiger« entwickelte Muskel mehr als eben ein »schwächerer« Muskel.

Nachlassende Aktivität bei unterschiedlicher Sarkomerlänge

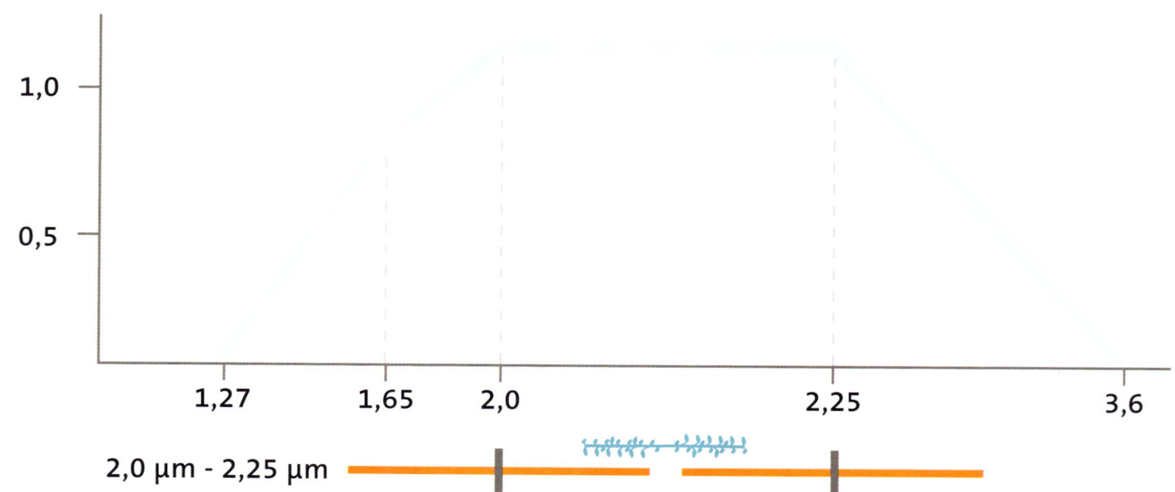

Diese »Bremswirkung«, auch als **Dehnungs-Widerstand** beschrieben, nimmt mit Zunahme der Dehnung stetig zu und erfährt gegen Ende einen steilen Anstieg (exponentieller Verlauf) (siehe: Grafik unten).

Unabhängig davon, wie trainiert der Muskel ist, kann dieses automatische Dagegenhalten zu Beginn einer Dehnübung bis zu ca. 30-45 Sekunden anhalten und nimmt erst dann kontinuierlich ab.

Diese »Dehn-Bremse« wird über die sensiblen **Muskelspindeln** ausgelöst, welche sowohl eine geringfügige Muskeldehnung wie auch die Höhe der Dehngeschwindigkeit wahrnehmen und diese mit einer kurzzeitigen Gegen-Kontraktion beantworten.

Während nun die herkömmlichen Stretching-Positionen im Zeitfenster von nur etwa **10-30** Sekunden liegen, kann somit eine optimale Entspannung am Muskel nicht oder nur unzureichend erfolgen.

Auch wenn der Sportler bemüht ist, seine Muskulatur während der Dehnung bewusst zu entspannen, bleibt diese unwillkürliche Minimalkontraktion anfangs noch bestehen.

Veränderung der Dehnungsspannung

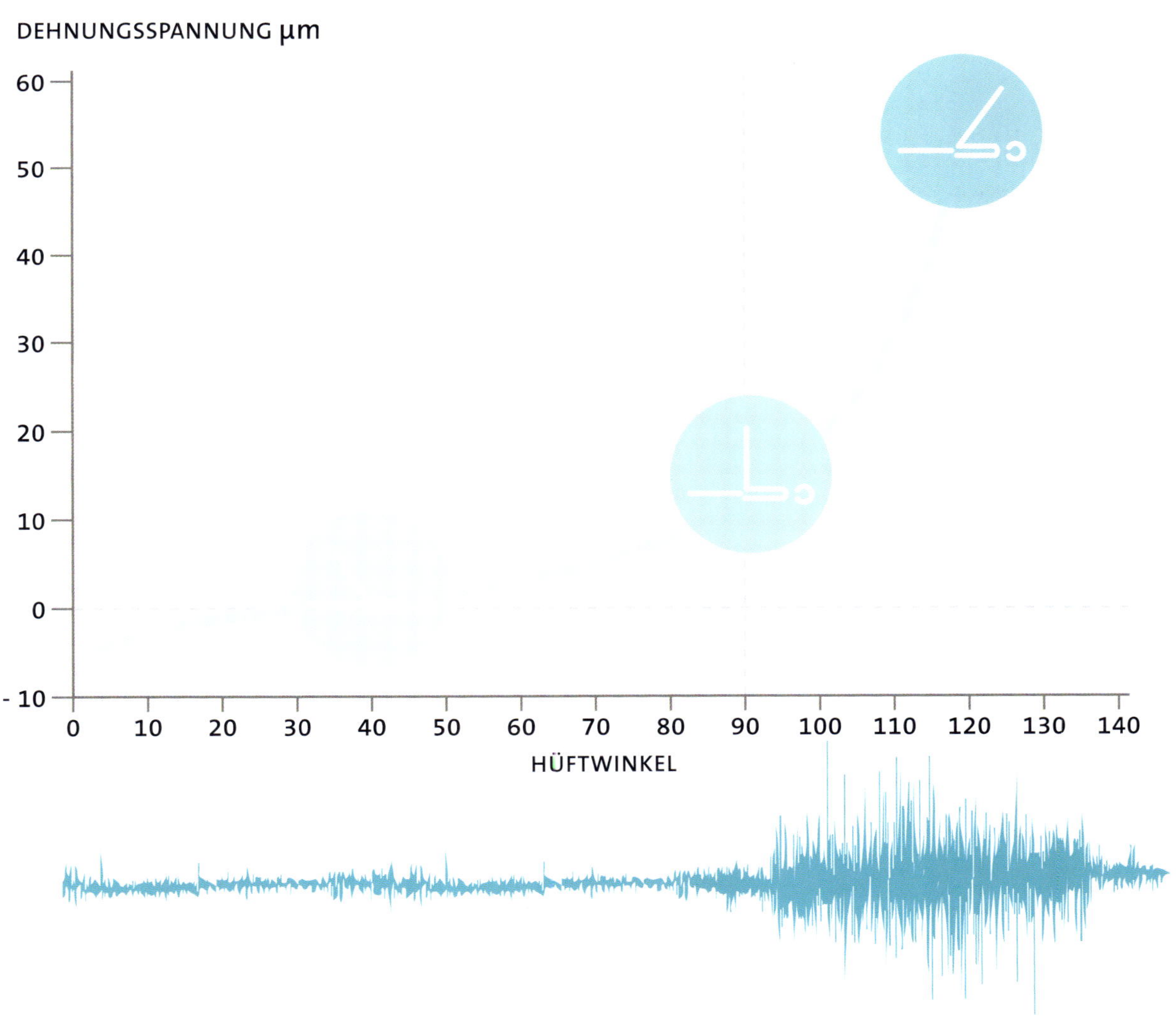

Somit liefert Yoga den **ersten**, klaren Vorteil über den Faktor **Zeit**: →

Faktor 1: Zeitspanne der Ausführung

Durch die weit **längere Ausführungszeit** von mehreren Minuten kann sich der Zielmuskel optimal entspannen, eben weil sich die noch bestehenden Minimal-Kontraktionen mehr und mehr »auflösen« (Anpassungsreaktion). Man hat in der Summe das Gefühl, man sitzt oder liegt »weicher« bzw. es »zieht bedeutend weniger«, mit dem Ergebnis, dass endgradige Dehnpositionen entspannter und (noch) weiter ausgeführt werden können.

Neben einer sich anpassenden höheren Dehnschmerz-Toleranz ist dieses gesteigerte Beweglichkeitsempfinden auch auf die gestraffte Ausrichtung der Sehnen- (u. Band-)Struktur (siehe: Creeping-Effekt) zurückzuführen.

Die Dehnung kann sich optimal »entfalten«!

Klassische Dehnung vs. Yoga-Dehnung

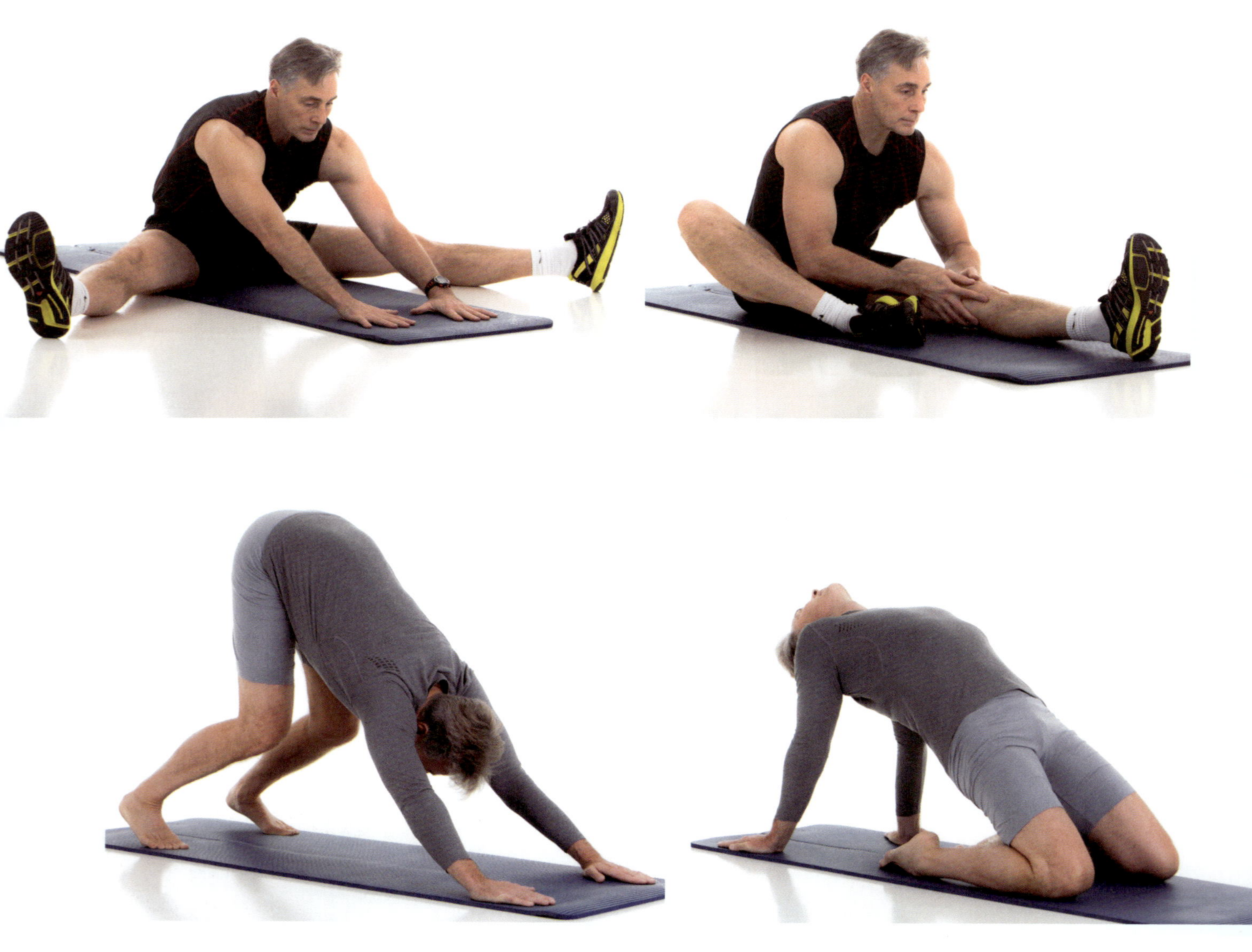

Der **zweite** Vorteil liegt in der **Technik**: →

Faktor 2: **Aktive Ausführung**

Während beim passiven Dehnen die Gegenspieler **inaktiv** bleiben, werden eine Vielzahl der Yoga-(Dehn-)Übungen nicht nur über die Mitarbeit der jeweiligen Antagonisten ausgeführt, sondern auch in einer »raumgreifenden« Ausführung (z.B. »Der Krieger«) vorgenommen.

Damit kommt wieder das so bedeutende Wirkungsprinzip zum Einsatz, dass die Beweglichkeit auch über die **Kräftigung** der Antagonisten erfolgen muss.

Ein weiterer positiver Effekt dieser aktiven Mitarbeit ist das Auslösen der **reziproken Antagonisten-Hemmung** im zu dehnenden Muskel (ausgelöst durch die Muskelspindeln als polysynaptischer Reflex).

Über die Kontraktion der Gegenmuskeln (z.B. quere Rückenmuskeln) wird die Entspannung im zu dehnenden Muskel (hier: Brustmuskeln) gesteigert.

Die Dehnung wird weiter optimiert!

Aktive Aufrichtung vs. passive Dehnung

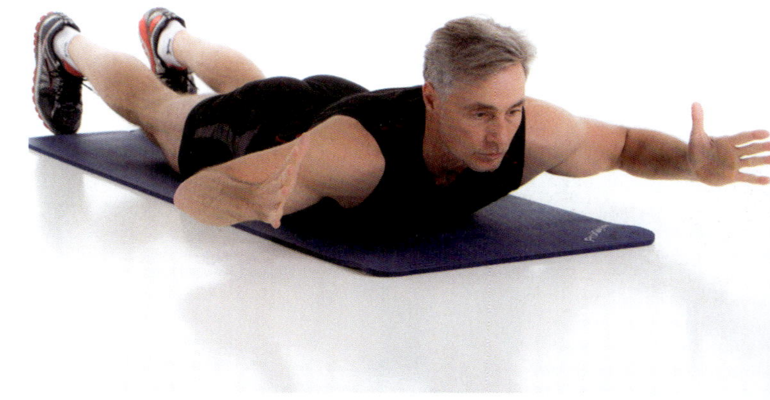

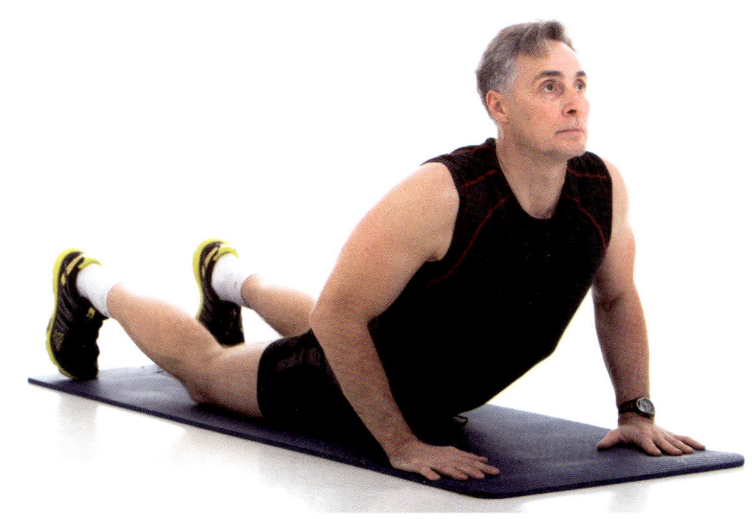

Der **dritte** Vorteil findet sich in der Wiederholung einer fließend **dynamischen Abfolge** der Einzelübungen: →

Faktor 3: Dynamische Ausführung

Hier konnten aktuelle Forschungsergebnisse aufzeigen, dass diese dynamische Ausführungsart auch eine positive Wirkung (über den Muskel hinaus) auf das **Bindegewebe** bzw. die **Faszien** hat. Die in sich gekreuzte kollagene Struktur benötigt, um geschmeidig zu bleiben bzw. nicht zu verkleben, genau diese runden wie rhythmisierenden Bewegungsreize.

Dynamische Übungsabfolge für Muskel u. Faszie

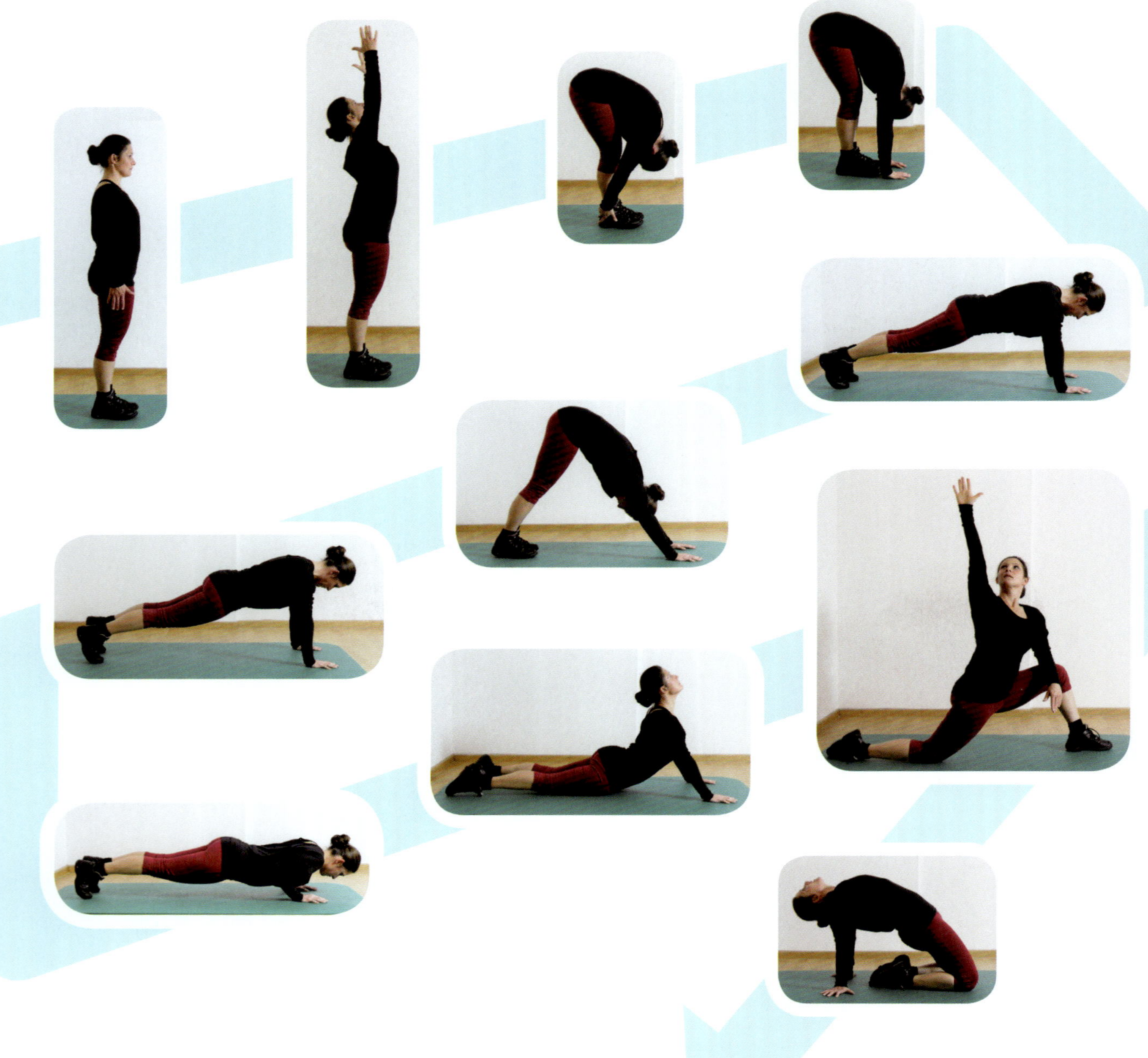

2.7 AUFWÄRMEN HEUTE – DYNAMISCH UND KRAFTVOLL

Als Ergebnis der umfangreichen Dehn-Forschung steht heute somit fest, dass zur Rückführung der erhöhten **Muskel-Spannung** nach einem Training oder nach einem Wettkampf(-Spiel), neben den langanhaltenden passiven Dehn-Übungen (Stretching), vor allem die **Yoga-Übungen** das Mittel der Wahl darstellen.

Für das Ausgleichs-Training i.S. des Erhalts bzw. zur Verbesserung der **Beweglichkeit** im Rahmen einer mittel- und langfristigen Trainingsplanung überwiegen hingegen die Vorteile der **Yoga-Übungen** gegenüber dem Stretching, insbesondere wegen der aktiven Mitarbeit bzw. Anspannung der (meist) schwächeren Antagonisten (→ reziproke Antagonisten-Hemmung) sowie der weit längeren Einwirkzeiten von mehreren Minuten.

Stretching vs. Yoga nach dem Sport

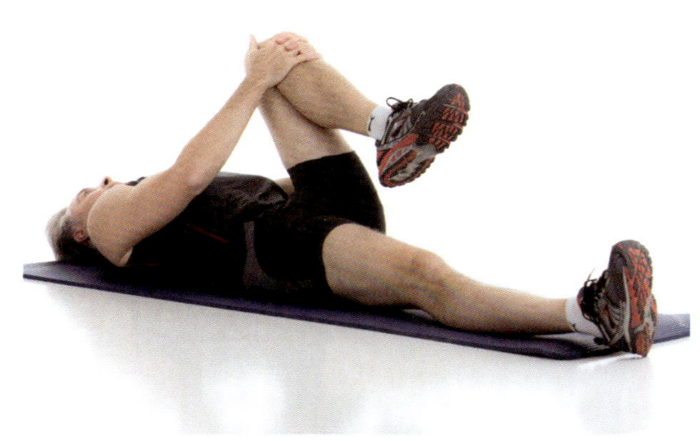

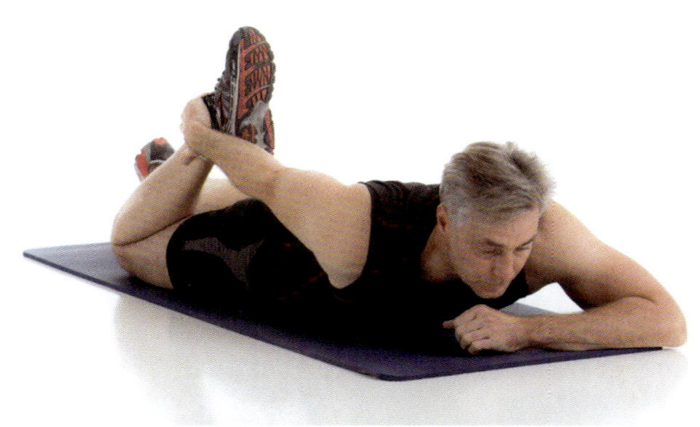

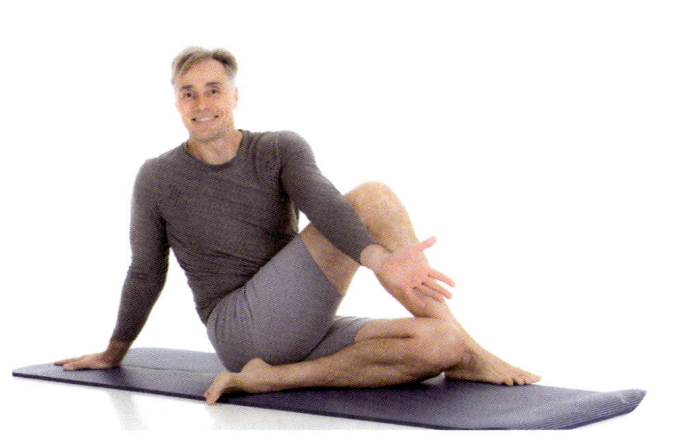

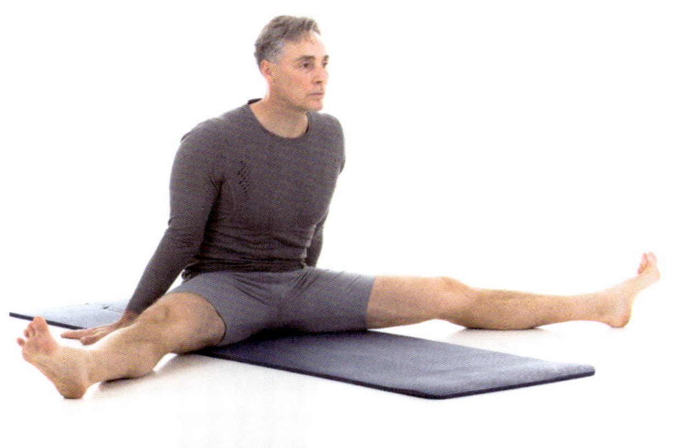

Demgegenüber orientieren sich die Aufwärm-Übungen heute vorrangig an den **sportart-spezifischen** Bewegungsmustern.

Nach z.B. einem lockeren Warmlaufen (ca. 10-15 Minuten), welches per Definition als allgemeines Aufwärmen **ohne** näheren Bezug zu einer bestimmten Sportart gilt, richtet der Sportler dann gezielt sein Augenmerk auf die im Hauptteil anstehenden Bewegungs-Handlungen.

So muss sich z.B. der Werfer (Speer oder Diskus) vorrangig im Schulter-Arm- sowie im Rumpf-Bereich gezielt aufwärmen, wobei hingegen z.B. der Läufer (Sprint oder Sprung) sein Augenmerk verstärkt auf seinen Bein-Bereich zu richten hat. Dabei wird er versuchen, die dafür notwendigen Muskel-Ketten mit Übungen, welche den anstehenden Bewegungen ähneln bzw. diese simulieren, dynamisch und kraftvoll (i.S. der neuro-muskulären Stimulation) vorzubereiten.

Dynamisches Warm-up bzw. Schwunggymnastik

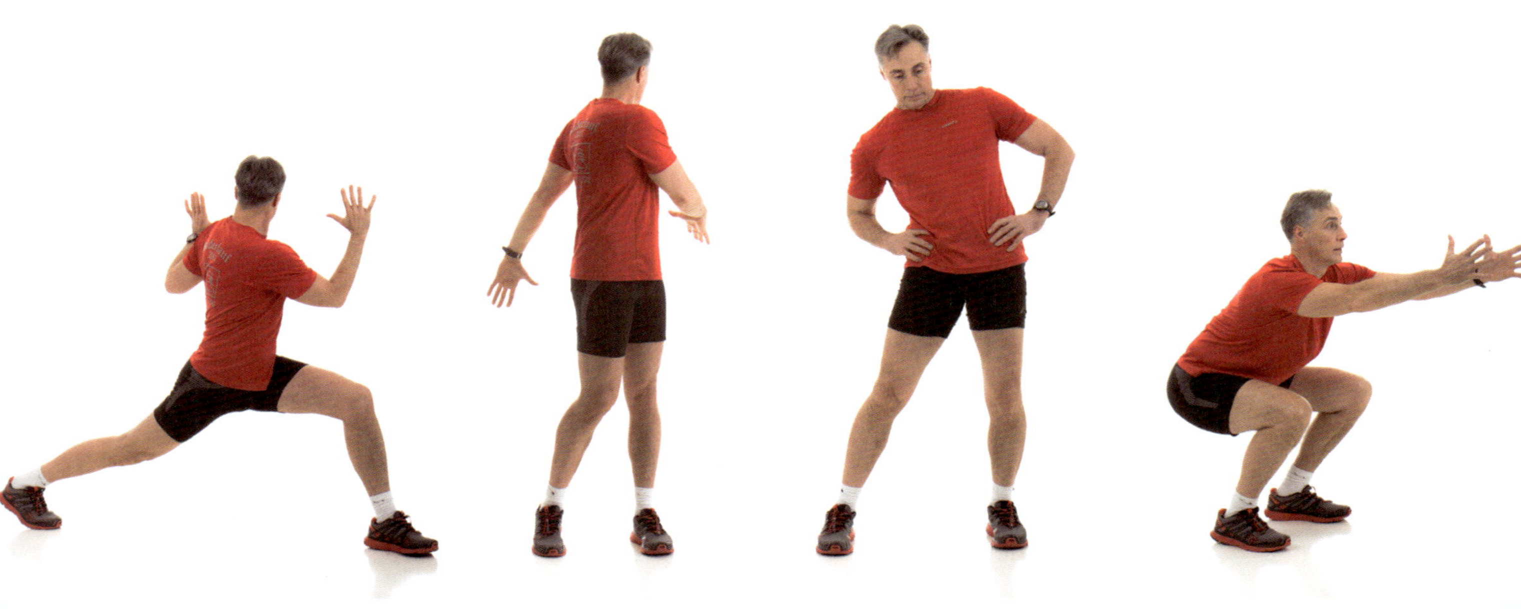

Mit dieser Nähe zu den eigentlichen Bewegungsabläufen erfolgt zum einen ein gezielt ausgerichtetes Warm-up (spezielles Aufwärmen). Der Muskel erhält damit genau das **»richtige Signal«**, um für sowohl raumgreifende Bewegungs-Amplituden (z.B. Handball-Wurf) als auch für explosive Bewegungs-Ausführungen (z.B. Weit-Sprung) optimal funktionieren zu können.

Ein weiterer wichtiger Aspekt ist die intakte **Durchblutung** der Muskulatur.

Während bei der passiven Dehnung die kapillare Durchblutung durch die Kompression der Muskelfasern gegeneinander mit anhaltender Dehnzeit zunehmend »abgeschnürt« wird, kann hingegen bei der aktiven dynamischen Dehnung die Muskulatur optimal durchblutet werden.

Zusätzlich bleibt durch diese dynamische Schwung-Gymnastik (z.B. Lauf-ABC oder Schulter-Armkreisen), welche meist mithilfe der Antagonisten gelingt, der **Muskeltonus** erhalten bzw. wird leicht erhöht, auch weil die »Wellenform« der Sehnen- und Bindegewebs-Fibrillen (für eine optimale Kraft-Weiterleitung) nicht nachteilig gestrafft wurde.

Wie bereits erläutert, stellt diese intakte Muskelspannung (Stiffness) die elementare Grundvoraussetzung insbesondere für schnell-zyklische und explosive Muskel-Aktivitäten dar.

6. MERKE

Ein Sprinter würde niemals unmittelbar vor dem Tiefstart sein explosives Muskelpotenzial mit ausgiebigen Stretching-Übungen herabsetzen!

Zusammenfassend kann die Sportwissenschaft hiermit eindeutig folgende Richtlinien aufzeigen: →

1. **Passive Dehnübungen** (Stretching) bei ca. **10-30** Sekunden senken (u.a. wegen der Sehnenstraffung) für kurze Zeit (ca. 1-3 Minuten) den **Muskeltonus** (positiver Effekt), jedoch mit der Konsequenz einer momentanen **Leistungsminderung** (negativer Effekt).
   Eine optimale Dehnwirkung mit maximaler Entspannung am Muskel kann jedoch wegen der reflektorischen Gegen-Kontraktionen nur bedingt gelingen.

2. Demgegenüber kann sich im **Yoga** der zu dehnende Muskel wegen der sehr langen Einwirkungszeiten (> **60-90** Sekunden u. länger je Übung) sowie der sich wiederholenden Ausführungen (> **3-5**-mal) bedeutend besser entspannen.
   Auch der **aktive** Einsatz der Gegenspieler, welche eine »Öffnung« bzw. die Dehnung des Zielmuskels bewirkt, bezieht diese meist schwächeren Muskeln wieder verstärkt in das Training mit ein.

3. Gerade weil diese **aktive** Aufrichtung (mithilfe der Gegenspieler) in sich kontrolliert und bewusst langsam vollzogen wird, bleibt die reflektorische Gegen-Kontraktion (1. Funktion der Muskelspindeln) aus.
   Hingegen kommt der Effekt der **reziproken Antagonisten-Hemmung** (2. Funktion der Muskelspindeln) i.S. einer zielgerichteten Entspannung auf der zu dehnenden Agonisten-Seite dafür optimal zur Wirkung.

4. Beide Verfahren, Stretching wie Yoga, sollten jedoch wegen ihrer **tonus-senkenden** Wirkung folglich immer **nach** dem Sport, insbesondere nach intensiven Trainingseinheiten (und nicht unmittelbar davor), zeitversetzt oder als Ausgleichstraining zum Einsatz kommen.

5. Für eine **nachhaltige** Beweglichkeits-Verbesserung benötigt jedoch die schwächere Muskel-Seite wieder verstärkte **Kräftigungsreize**, um der Dys-Balance in puncto Kraft und Muskelspannung effizient entgegenzuwirken.
   Nach diesem Wirkprinzip funktionieren auch viele Übungen im Yoga. Zusätzlich haben diese Bewegungsmuster auch eine »entzerrende« bzw. »entklebende« Wirkung auf die Gitterstruktur (Matrix) der **Faszien**.

6. Um sich jedoch optimal auf eine intensive wie schnell-zyklische Belastung (z.B. Sprint oder Sprung) vorzubereiten (**ohne** Tonusverlust) ist – neben den allgemeinen wie sportart-spezifischen Lauf- und Sprungübungen – die **aktiv-dynamische (intermittierend-ballistische) Schwunggymnastik** eindeutig zu bevorzugen.

Dehn-Methoden	Wirkungen	Einsatzfeld
> **aktiv** > **dynamisch** (ballistisch bzw. intermittierend i.S. einer kontrollierten **Schwung-Gymnastik** bei ca. 3-5 Whg. je Übung)	> **Muskeltonus steigernd** > Leistung steigernd > sportart-spezifisch > Durchblutung steigernd > Verletzung mindernd > Psyche steigernd → 👍👍👍👍👍	> **vor** dem Sport bzw. **vor** der TE (mit intensiven, explosiven, langandauernden Inhalten) → **Warm-up**
> **passiv** > **isometrisch** (**ohne** Einsatz von kleineren **Bewegungen** bei ca. 10-30 Sekunden je Dehn-Übung)	> **Muskeltonus senkend** > Leistung senkend > sportart-unspezifisch > bewegungs-unfunktionell > Verletzung mindernd > Psyche senkend → 👍👍	> **nach** dem Sport bzw. **nach** der TE (mit intensiven, explosiven, langandauernden Inhalten) → **Cool-down**
> **passiv** > **dynamisch** (**mit** Einsatz von kleineren kontrollierten, dosierten **Bewegungen**)	> **Muskeltonus senkend** > Leistung senkend > sportart-unspezifisch > bewegungs-unfunktionell > Verletzung mindernd > Psyche senkend → 👍👍👍	> **nach** dem Sport bzw. **nach** der TE (mit intensiven, explosiven, langandauernden Inhalten) → **Cool-down**
> **AED/CHRS/PIS** > **vorgeschaltete** statisch-isometrische **Anspannung** der zu dehnenden Muskeln (bei ca. 5-8 Sekunden je Dehn-Übung)	> **Muskeltonus senkend** > Leistung senkend > sportart-unspezifisch > bewegungs-unfunktionell > Verletzung mindernd > Psyche senkend → 👍👍👍👍	> **nach** dem Sport bzw. **nach** der TE (mit intensiven, explosiven, langandauernden Inhalten) → **Cool-down**
> **Reziproke Hemmung** > **begleitende** statisch-isometrische **Anspannung** der Gegenspieler während der Dehn-Übung	> **Muskeltonus senkend** > Leistung senkend > Beweglichkeit fördernd > Durchblutung steigernd > Verletzung mindernd > Psyche senkend → 👍👍👍	> **nach** dem Sport bzw. **nach** der TE (mit intensiven, explosiven, langandauernden Inhalten) → **Cool-down**

Dehn-Methoden	Wirkungen	Einsatzfeld
> **Hatha-Yoga** > **aktive Mitarbeit** bzw. Anspannung der Gegenspieler während der einzelnen Yoga-Übung bei 60 Sekunden u. ca. 3-5 Whg. oder > **kombiniert** mit einer fließenden **Bewegungsabfolge** bei ca. 3-5 Whg. je Übungssequenz mit ca. 5-10 Einzelübungen	> **Muskeltonus senkend** > Beweglichkeit fördernd > Verletzung mindernd > Koordination verbessernd > Psyche entspannend → 👍👍👍👍👍 > **Muskeltonus steigernd** > Kraft fördernd > Beweglichkeit fördernd > Koordination steigend > Faszien mobilisierend → 👍👍👍👍👍	> **nach** dem Sport bzw. **nach** der TE (mit intensiven, langandauernden Inhalten) → **Cool-down** > **als eigenständige TE** (mit sportart-spezifischen, funktionellen Ausgleichs-Übungen) → **TE**

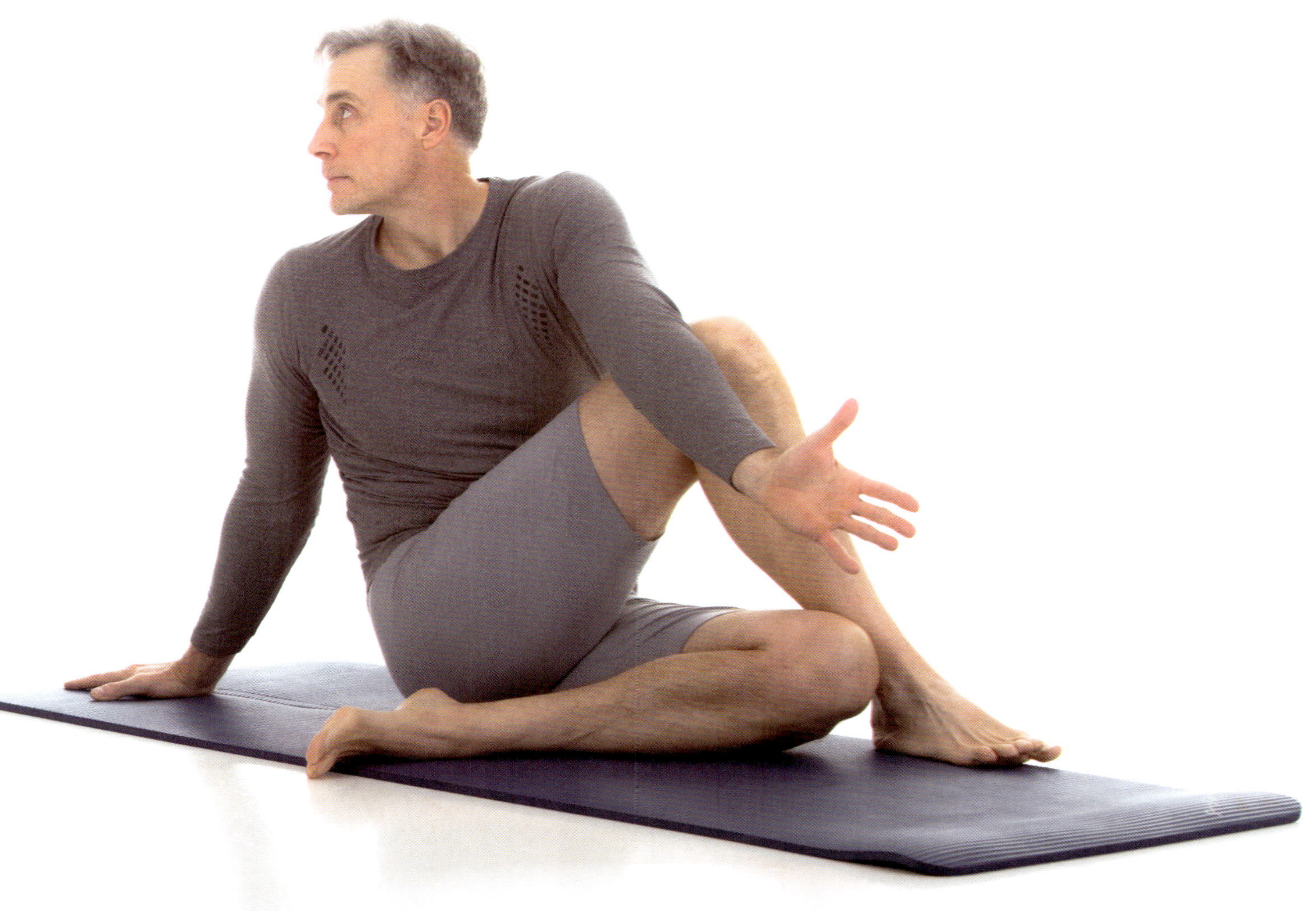

KAPITEL 3
SPORTPRAKTISCHER TEIL

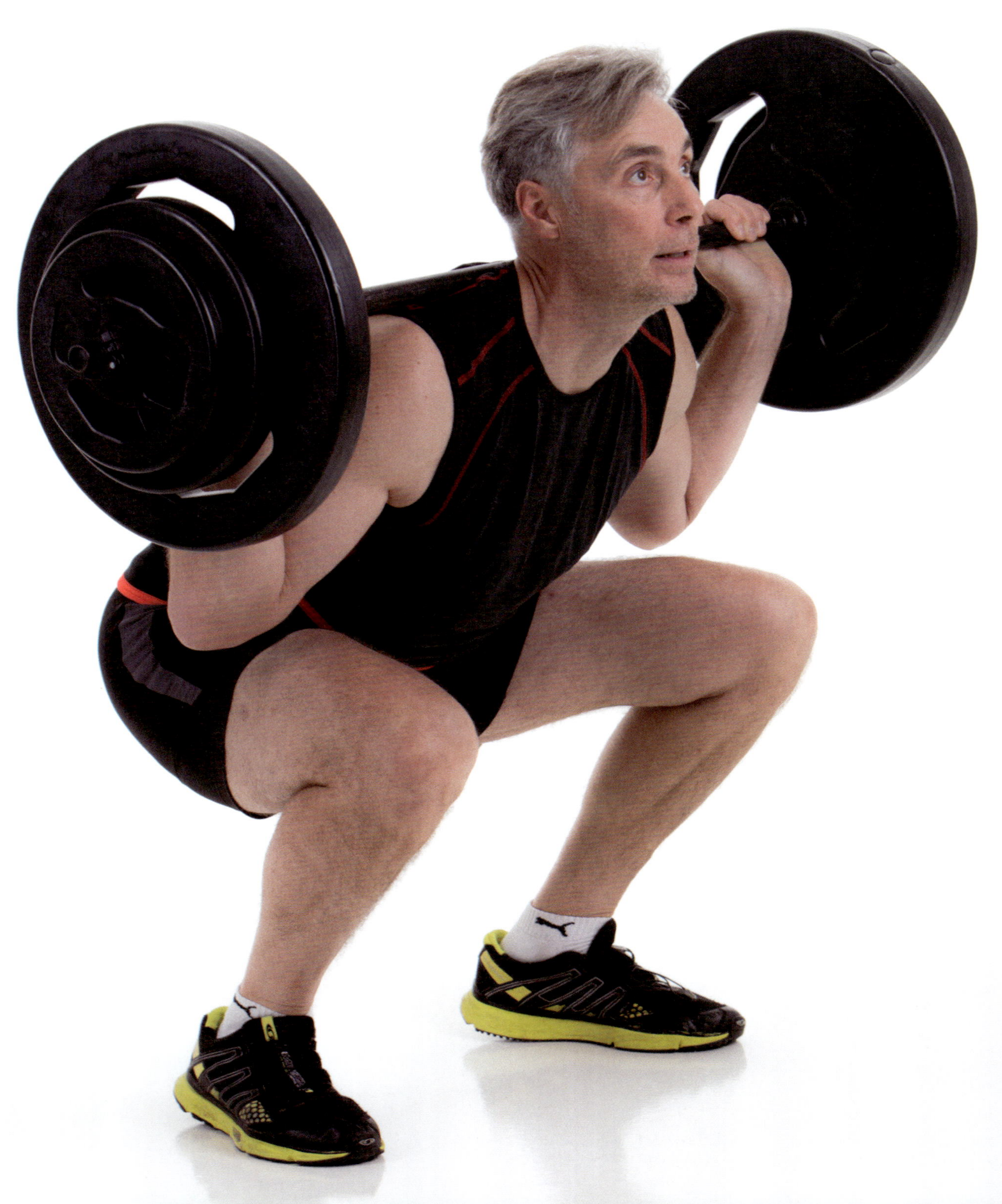

3. SPEZIELLE ÜBUNGEN FÜR AUSGEWÄHLTE SPORTARTEN – »TOP FIVE«

Von der Theorie zur Praxis!

Im Anschluss an die schlüssige Darlegung einer »richtigen« Anwendung von vorbereitenden **Aufwärm-** und nachbereitenden **Abwärm-**Übungen (mittels aktiver Schwunggymnastik bzw. passivem Dehnen) sowie dem wirkungsvollen Einsatz des **Hatha-Yoga** (für den Ausgleich und den Erhalt der Beweglichkeit) werden im Folgenden die typischen Merkmale und Eigenschaften ausgewählter Sportarten vorgestellt.

Denn gerade bei zu einseitigen Bewegungsmustern benötigen diese umso verstärkter den Einsatz effizienter Ausgleichs-Übungen.

Im ersten Teil werden die für die jeweilige Sportart speziellen bzw. spezifischen **Warm-up**-Übungen gezeigt.

Der zweite Teil konzentriert sich auf die wirkungsvollsten **Kraft- und Stabilisations**-Übungen mit dem Fokus auf eine intakte Rumpfmuskulatur.

Im dritten Teil werden dann die geeignetsten **Yoga**-Übungen (Asanas) vorgestellt, um langfristig die Beweglichkeit zu verbessern und somit der in manchen Sport-Disziplinen zu **einseitigen Belastung** (*) wirkungsvoll entgegenzusteuern.

Diese Unterteilung ist auch deshalb von Vorteil, um bei der Vielzahl an Übungen eine Übersicht beizubehalten, die dem Anwender ein schnelles wie einfaches Nachschlagen ermöglicht.

Diese Transparenz wird zusätzlich dahingehend unterstützt, dass für jeden Teil, insbesondere aber für den Yoga-Teil, nur die dafür **fünf** effizientesten Übungen, die sogenannten **Top five**!, ausgewählt wurden.

Damit die Umsetzung der Yoga-Übungen bereits zu Beginn leicht gelingt, werden stets die »einfacheren« Varianten (z.B. »Vorbeuge sitzend« statt »Vorbeuge stehend«) vorgestellt, damit der Sportler – unabhängig von seiner momentanen Beweglichkeit – das Yoga individuell und trotzdem zielgerichtet wie erfolgreich umsetzen kann.

**: Der Begriff »einseitige Belastung« umschreibt hier nur die Dominanz eines Trainingsreizes u./o. einer Ausführungsart bzw. Position und ist nicht als Kritik oder Abwertung zu verstehen.*

Die Beschreibung und Darstellung durch Bilder veranschaulicht zusätzlich, welcher Gelenkbereich und welche Muskulatur (inkl. Faszie u. Sehne) bei der jeweiligen Sportart intensiver gefordert bzw. durch das Training stark belastet wird und auf welche Art (hier: Dehnung vs. Anspannung?) die speziellen Asanas auf diese Bereiche einwirken.

Generell ist bei der Anwendung von Yoga zu beachten, dass jede einzelne Übung bzw. deren Abfolge bewusst ruhig, entspannt und mit einer natürlichen Atmung zu erfolgen hat.

Jede Übung und die dafür vorgesehene Position, egal, ob stehend, sitzend oder liegend, muss der Sportler erst für sich, also persönlich, herausfinden, ja entdecken. Dies benötigt – im wahrsten Sinne – viel Geduld!

Umso mehr ist es daher vorteilhaft, sich zu Beginn auf die für die jeweilige Sportart ausgewählten **fünf** wirkungsvollsten Asanas zu beschränken bzw. zu konzentrieren und mit genügend Zeit deren Ausführungs-Technik(en) zu erlernen.

Hierzu können, je nach persönlichem Bedarf, auch kleine Materialien wie z.B. ein Sitzkissen, ein Block oder ein Gummiband mit verwendet werden.

Geeignete Materialien für eine »entspannte« Ausführung

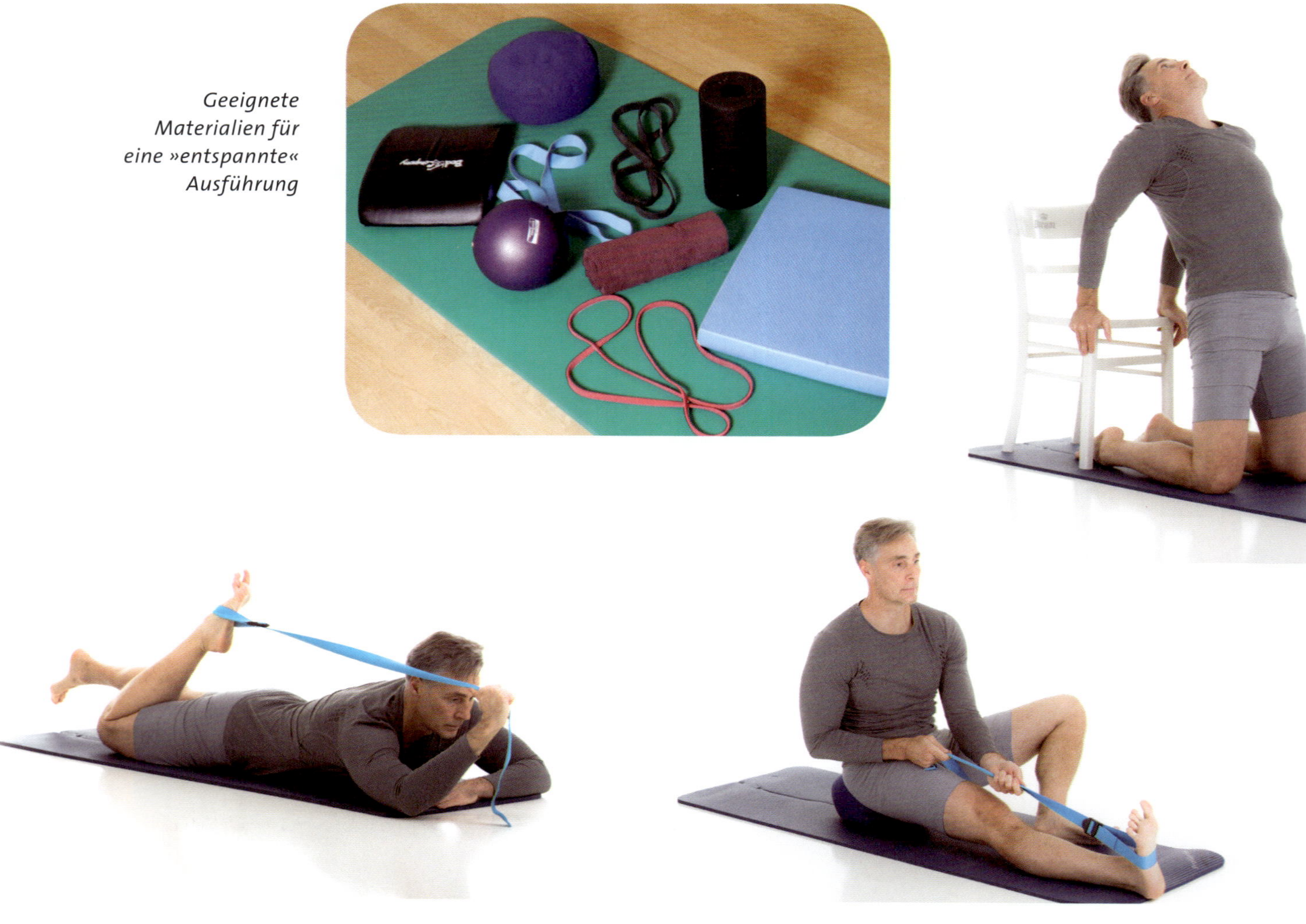

EXKURS: Wichtige Regeln für ein erfolgreiches Umsetzen der Yoga-Übungen:

1. Finden Sie Ihre **individuelle Position** heraus.
2. Unterstützen Sie diese mit entlastenden **Materialien** (z.B. Kissen oder Seil).
3. Der zu dehnende Muskel wird dabei bewusst **entspannt**.
4. **Atmen** Sie ruhig und gleichmäßig weiter.
5. Spannen Sie während der Dehnung gezielt den **Gegenmuskel** an.
6. Verweilen Sie in der Position für mindestens **60 Sekunden** und mehr.
7. Wiederholen Sie die einzelnen Übungen etwa **3-5**-mal.
8. Planen Sie als Ausgleichstraining etwa **2-3 Yoga-Einheiten** pro Woche ein.

Beispiel A: Der Krieger I + II → Dehnung Brustmuskulatur

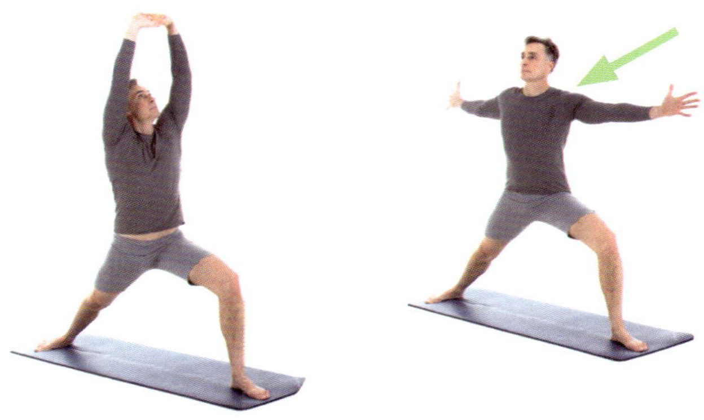

Im sicheren Stand werden die Arme weit nach oben (Krieger I) gestreckt oder alternativ nach seitlich-hinten gehalten (Krieger II).

Über die **Anspannung** der queren Rückenmuskeln müssen die **Brustmuskeln** noch mehr entspannen, mit dem Ergebnis einer wirkungsvolleren Dehnung.

Beispiel B: Der Drache I + II → Dehnung Hüft-Beugermuskulatur

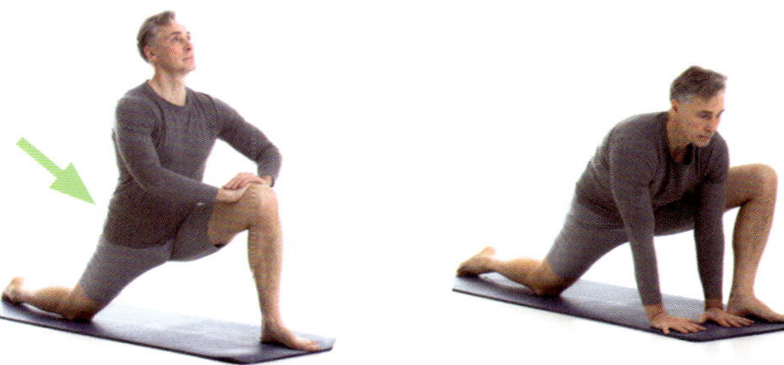

Mit dem Ablegen von Fuß und Knie auf der Matte (Drache I) und dem Abstützen der Hände (Drache II) gelingt eine entspannte Ausgangsposition. Während der Dehnung wird der Hüft-Strecker (Gesäß) gezielt **angespannt**.

Dadurch muss der **Hüft-Beuger** noch mehr entspannen, mit dem Ergebnis einer wirkungsvolleren Dehnung.

Beide Verfahren setzen gezielt den Effekt der **reziproken Antagonisten-Hemmung** ein!

3.1. DER BALLSPORTLER – DER ALLROUNDER

Der Ballsportler, unabhängig von der jeweiligen Sportart, verfügt i.d.R. über ein ausgeglichen hohes **konditionelles** Fitness-Niveau ohne größere Einseitigkeiten.

Dies bedeutet, dass – neben einer sehr guten Grundlagen-Ausdauer sowie einer stabilisierenden Rumpf-Kraft – die Schnelligkeit (inkl. Reaktionsfähigkeit u. Explosivkraft) und die Koordination optimal funktionieren.

Die Beweglichkeit, welche ebenso zu den fünf motorischen Fertigkeiten zählt, benötigt jedoch eine differenzierte Betrachtung.

Während der **Fußball**-Spieler vorrangig über eine gute Beweglichkeit im Bereich Hüfte und Beine verfügen muss, verlagert sich diese Notwendigkeit beim **Basketball**-, **Handball**- und **Volleyball**-Spieler verstärkt in Richtung Oberkörper, Schulter und Arme, insbesondere auf die Wurf- bzw. Schlagarmseite.

Allen Ballsportlern gemeinsam ist jedoch das **dynamische** Warm-up über Lauf-ABC-Übungen (ohne Ball) sowie spezifischen Lauf-, Sprint und Sprung-Elementen (mit Ball).

Ergänzt wird die Aufwärmphase durch Rotations-, Mobilisations- und Schwung-Übungen für Beine, Rumpf, Oberkörper und Arme.

Aktive Dehnungseinheiten (mithilfe der Antagonisten), wie z.B. Hüfte in Außen-Rotation, Beine gestreckt anheben, Ausfall-Schritte mit Rotation u. a., erweitern Schritt für Schritt die erforderliche Bewegungsreichweite, ohne den Muskeltonus bzw. die Leistungsfähigkeit dabei zu schmälern.

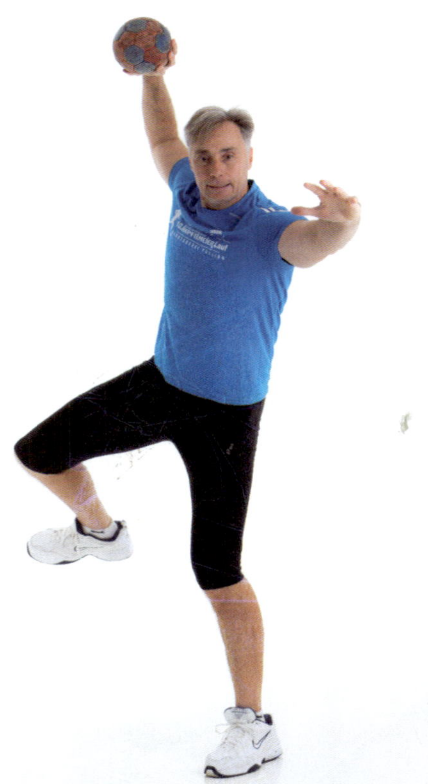

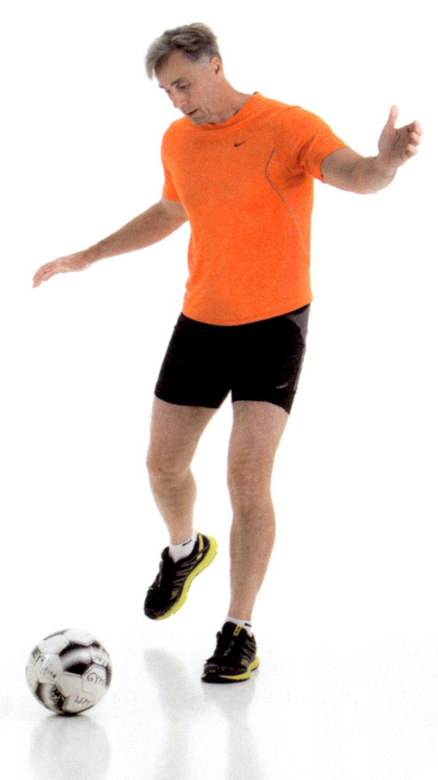

Der Ballsportler

1 Top five: Warm-up

Gelenk-/Muskelbereich	Bild	Warm-up-Übung
Aufwärmen allgemein		Einlaufen (> 10 Minuten) • Moderates Joggen • Abrollen vs. Vorderfuß • Puls im GLA I-Bereich • Ohne Armkreisen • **Mit Armkreisen**
Aufwärmen speziell • Fuß/Knie/Hüfte		Lauf-ABC • Anfersen • **Knieheben** • Hopsern • Seitgalopp • Überkreuzen
Aufwärmem explosiv • Fuß/Knie/Hüfte • Beine/Hüfte/Rumpf		Sprint + Sprung • **Skipping/Tapping** • Hocksprung • Skipping + Sprint • Strecksprung + Sprint • Skipping + Sprung + Sprint
Schwunggymnastik 1 • Brust/Schulter/Arme • Rumpf/Hüfte • Hüfte/Beine		Dynamisches Dehnen 1 • Arm-, Schulterkreisen • Hüftkreisen • **Beine in Außenrotaion** • Beine in Innenrotation • Beinheben
Schwunggymnastik 2 • Fuß/Knie/Hüfte • Beine/Hüfte/Rumpf • Fuß/Knie/Hüfte • Beine/Hüfte/Rumpf • Hüfte/Rumpf/LWS		Dynamisches Dehnen 2 • Ausfallschritt groß • **Ausfallschritt + Drehung** • Grätsche seitlich • Grätsche + Drehung • Vorbeugen + Strecken

→ Kurze Einheiten von nur **5-10** Sekunden bzw. nur **3-5** Whg. je Übung!

② Top five: Kraft und Stabilisation

Gelenk-/Muskelbereich	Bild	Kraft-Übungen
Ganzkörper 1 • Arme/Schulter/Rücken • Schulter/Rücken/Rumpf • Rücken/Rumpf/Hüfte • Rumpf/Hüfte/Beine • Tiefe Muskeln	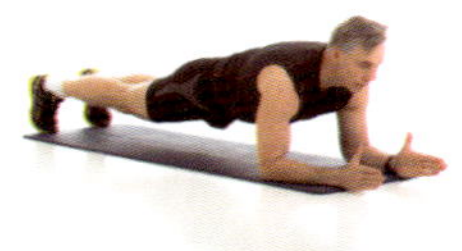	**Unterarmstütz** • **Vierpunkt klassisch** • Einbeinig + einarmig • Diagonal • Ipsilateral • Statisch + dynamisch
Ganzkörper 2 • Arme/Schulter/Rücken • Schulter/Rücken/Rumpf • Rücken/Rumpf/Hüfte • Rumpf/Hüfte/Beine • Tiefe Muskeln	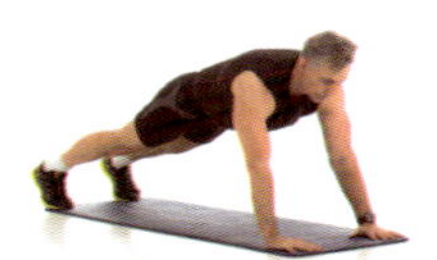	**Seitstütz** • Mit Unterarmstütz • **Mit Handstütz** • Mit Rotation • Mit Beinheben • Mit Beugung
Ganzkörper 3 • Beine/Gesäß/Rumpf • Beine/Gesäß/Rumpf • Beine/Gesäß/Schulter • Beine/Hüfte/Gesäß • Beine/Hüfte/Gesäß	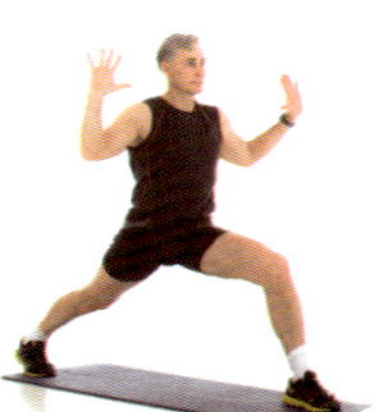	**Kniebeuge** • Mittel + tief • Eng + breit • Arme nach vorne • Beugen + grätschen • **Mit Ausfallschritt**
Bauch • Bauch gerade + schräg • Bauch schräg + tief • Bauch quer + schräg • Bauch gerade + tief • Bauch schräg + quer	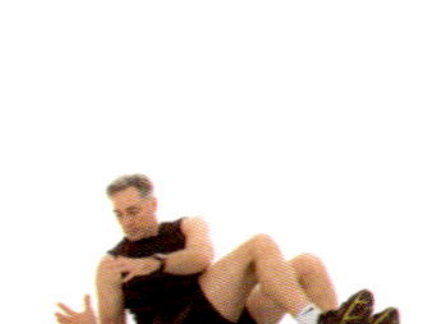	**Crunch** • Großer Käfer • Halbes Klappmesser • Beine zur Seite drehen • Beckenlift mittel • **Twisten**
Rücken • Rücken lang + Gesäß • Rücken + Gesäß • Rücken lang + quer • Rücken + Gesäß seitlich • Rücken + Gesäß	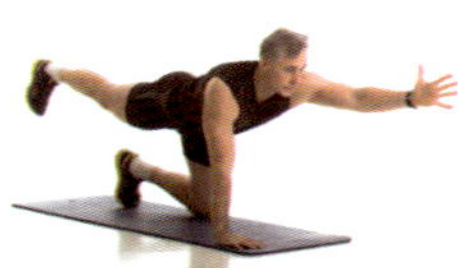	**Vierfüßler** • Vierpunkt klassisch • **Diagonal** • Ipsilateral • Arm + Bein nach außen • Groß zu klein

→ Kürzere, intensive Einheiten von **20-30** Sekunden je **Stabilisations**-Übung!

→ Korrekte Ausführung bei **10-20** Whg. je **Kraft**-Übung!

③ Top five: Yoga-Übungen

Gelenk-/Muskelbereich	Bild	Asana
Aufrichtung + Kräftigung • Fuß/Knie/Hüfte • Knie/Hüfte/Rumpf • Hüfte/Rumpf/LWS • Rumpf/LWS/BWS • LWS/BWS/HWS	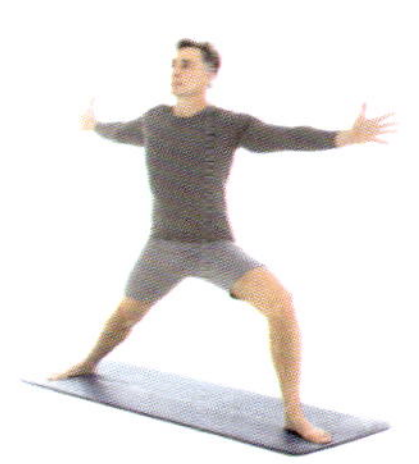	**Krieger II** • **Schulterblätter zueinander** • Rücken lang/gerade • Becken vorschieben
Drehung + Aufrichtung • Beine/Gesäß/Hüfte • Gesäß/Hüfte/Rumpf • Hüfte/Rumpf/LWS • Rumpf/LWS/BWS • LWS/BWS/HWS	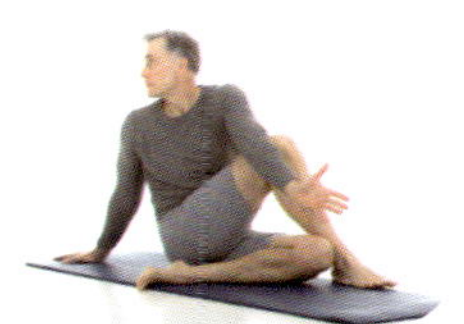	**Drehsitz** • Rücken lang/gerade • **Sicherer Handstütz** • Blick nach hinten
Dehnung + Streckung • Füße/Beine/Gesäß • Beine/Gesäß/LWS • Gesäß/LWS/BWS • LWS/BWS/HWS • BWS/HWS/Schulter	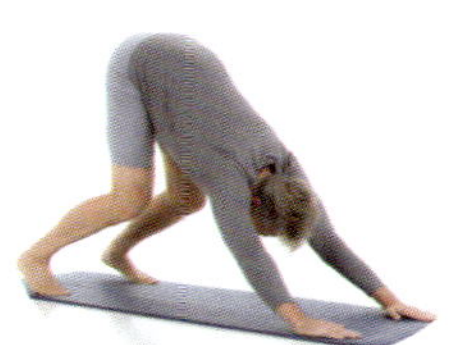	**Hund** • Rücken lang/gerade • Kopf zwischen Arme • **Aktive Beckenkippung**
Dehnung + Aufrichtung • Beine/Hüfte/LWS • Hüfte/LWS/BWS • LWS/BWS/HWS • HWS/Schulter/Brust • Schulter/Brust/Arme	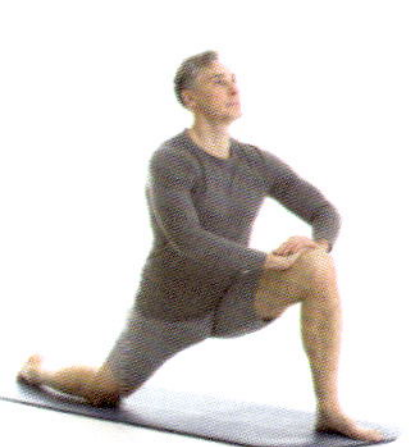	**Drache** • **Gesäß anspannen** • Rücken lang/gerade • Arme/Hände abstützen
Drehung + Dehnung • Beine/Hüfte/Gesäß • Hüfte/Gesäß/LWS • Gesäß/LWS/BWS • LWS/BWS/HWS • BWS/HWS/Schulter	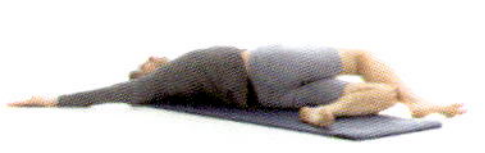	**Krokodil** • Arme seitlich ablegen • **Beine seitlich ablegen** • Blick zur Gegenseite

→ Längere Einheiten von mindestens **60-90** Sekunden je Übung!

→ Mehrere Whg. bei **3-5** Einheiten je Übung!

→ Korrekte Ausführung und ruhige Atmung!

3.2 DER LÄUFER

Im Gegensatz zu den Ballsport-Athleten steht beim Läufer (hier: Langstrecken-Läufer mit einem Pensum ab ca. 50 km/Woche oder ca. 15 km/TE) das Training der Ausdauer sehr stark im Vordergrund.

Durch die regelmäßig wiederkehrenden langen Laufsequenzen (> 1-2 Std./TE) wird insbesondere die untere Extremität einseitig wie monoton beansprucht.

Die dabei überwiegend gleich große Schrittlänge (ca. 40 cm ± 5-10 cm) fördert zusätzlich eine negative muskuläre Adaptation und kann insbesondere im Bereich der **hüft**- und der **knie**-beugenden Muskulatur sowie im **Rumpf** zu einer Einschränkung der Beweglichkeit führen.

Aufgrund der eher moderaten Laufgeschwindigkeit (ca. 5-6 Minuten/km) sowie des konstanten Tempos genügt in der Warm-up-Phase ein kurzzeitiges Einlaufen (< 15 Minuten) mit ergänzenden Lauf-ABC-Elementen.

Mobilisations-Übungen für Sprunggelenk, Knie und Hüfte, ergänzt durch singuläre aktive Dehn-Übungen für den Bereich Beine, bereiten den Läufer optimal auf den anstehenden 21-Kilometer-Lauf (u. mehr) vor.

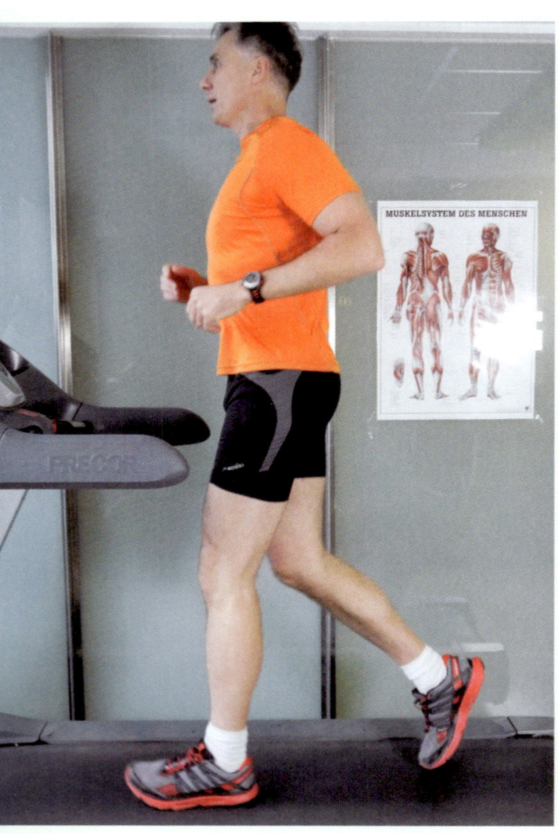

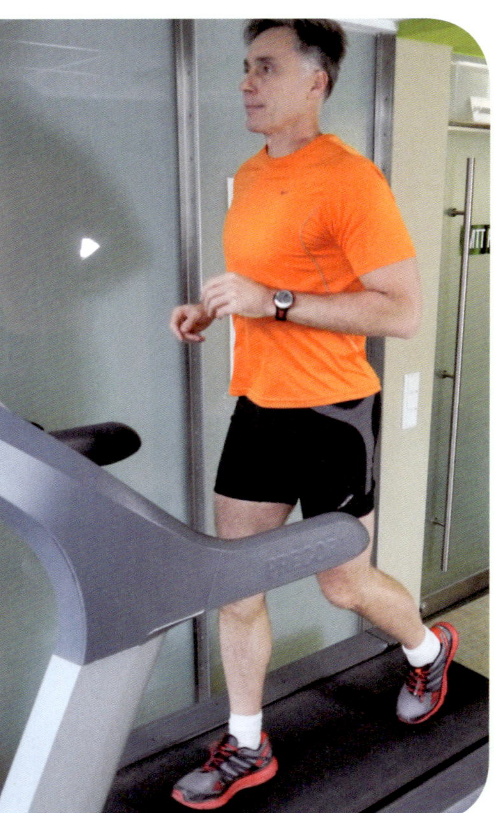

Der Läufer

➊ Top five: Warm-up

Gelenk-/Muskelbereich	Bild	Warm-up-Übung
Aufwärmen allgemein	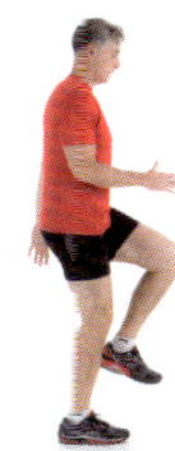	Einlaufen (> 10 Minuten) • **Moderates Joggen** • Abrollen vs. Vorderfuß • Puls im GLA I-Bereich • Ohne Armkreisen • Mit Armkreisen
Aufwärmen speziell 1 • Fuß • Knie • Hüfte • Rumpf/Oberkörper • Schulter/Arme	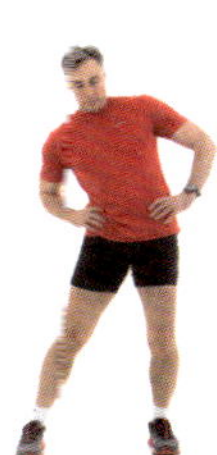	Mobilisieren • Fußkreisen • Kniekreisen • **Hüftkreisen** • Oberkörperdrehen • Arm-, Schulterkreisen
Aufwärmen speziell 2 • Fuß/Knie/Hüfte	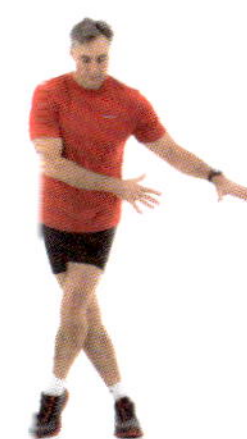	Lauf-ABC • Anfersen • Knieheben • Hopsern • **Seitgalopp** • Überkreuzen
Schwunggymnastik 1 • Arme/Schulter/Rücken • Schulter/Rücken/Rumpf • Rücken/Rumpf/Hüfte • Rumpf/Hüfte/Beine • Rumpf/Hüfte/Beine	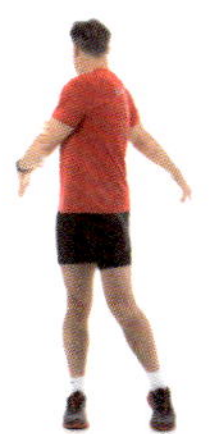	Dynamisches Dehnen 1 • Armschwingen • **Oberkörperdrehen** • Rumpf-, Hüftkreisen • Beine in Außenrotation • Beine in Innenrotation
Schwunggymnastik 2 • Fuß/Knie/Hüfte/Rumpf • Beine/Hüfte/Rumpf/BWS • Fuß/Knie/Hüfte • Fuß/Knie/Hüfte • Beine/Gesäß/LWS	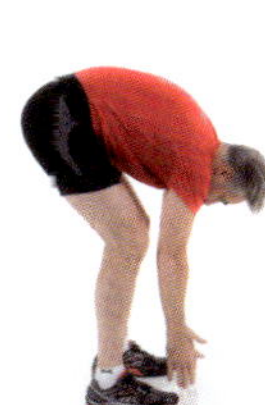	Dynamisches Dehnen 2 • Ausfallschritt groß • Ausfallschritt + Drehung • Ferse zu Boden • Grätsche seitlich • **Vorbeugen + Strecken**

→ Kurze Einheiten von nur **5-10** Sekunden bzw. nur **3-5** Whg. je Übung!

❷ Top five: Kraft und Stabilisation

Gelenk-/Muskelbereich	Bild	Kraft-Übungen
Ganzkörper 1 • Arme/Schulter/Rücken • Schulter/Rücken/Rumpf • Rücken/Rumpf/Hüfte • Rumpf/Hüfte/Beine • Tiefe Muskeln	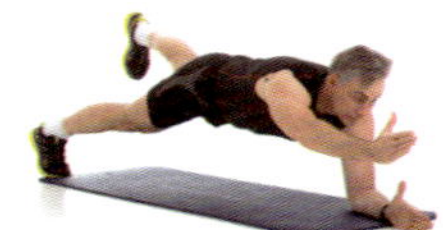	**Unterarmstütz** • Vierpunkt klassisch • **Einbeinig + einarmig** • Diagonal • Ipsilateral • Statisch + dynamisch
Ganzkörper 2 • Arme/Schulter/Rücken • Schulter/Rücken/Rumpf • Rücken/Rumpf/Hüfte • Rumpf/Hüfte/Beine • Tiefe Muskeln	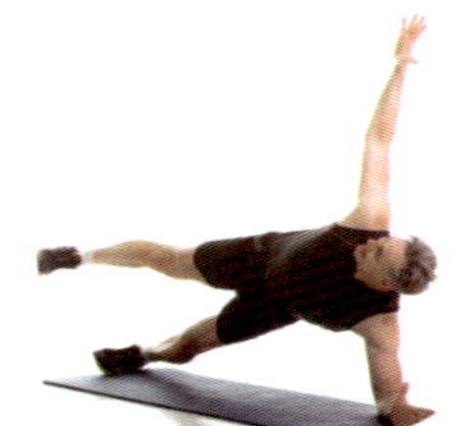	**Seitstütz** • Auf Unterarm • Auf Hand • Mit Rotation • **Mit Beinheben** • Mit Armstrecken
Kraft + Stabilisation • Fuß/Knie/Hüfte • Beine/Hüfte/LWS • Beine/Hüfte/Rumpf • Fuß/Knie/Rumpf • Fuß/Knie/Rumpf	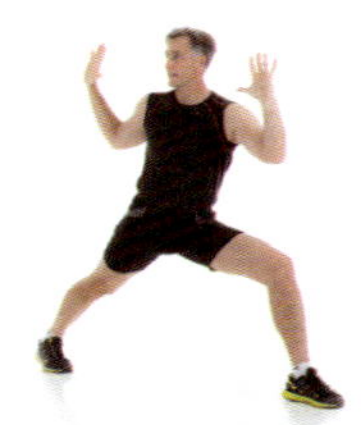	**Ausfallschritt** • Ausfallschritt groß • Mit Armstrecken • **Mit Rotation** • Mit Ferse hoch • Mit Fußspitze hoch
Rücken • Rücken lang + Gesäß • Rücken + Gesäß • Rücken lang + quer • Rücken + Gesäß seitlich • Rücken + Gesäß	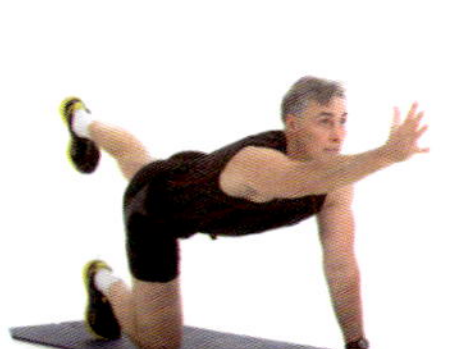	**Vierfüßler** • Vierpunkt klassisch • Einbeinig + einarmig • **Diagonal** • Ipsilateral • Groß zu klein
Bauch + Rücken • Bauch gerade + tief • Rücken/Gesäß • Bauch schräg + tief • Rücken/Gesäß • Bauch schräg + quer	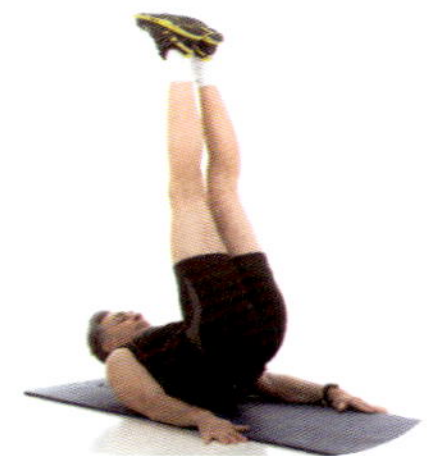	**Crunch + Bridging** • Großer Käfer • Beckenlift mittel • Halbes Klappmesser • **Beckenlift lang** • Twisten

→ Kürzere, intensive Einheiten von **20-30** Sekunden je **Stabilisations**-Übung!

→ Korrekte Ausführung bei **10-20** Whg. je **Kraft**-Übung!

③ Top five: Yoga-Übungen

Gelenk-/Muskelbereich	Bild	Asana
Dehnung + Streckung • Füße/Beine/Gesäß • Beine/Gesäß/LWS • Gesäß/LWS/BWS • LWS/BWS/HWS • BWS/HWS/Schulter	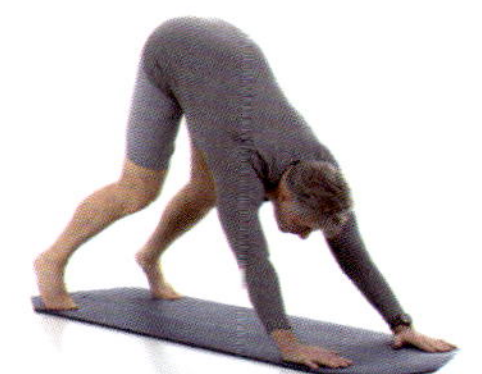	**Hund** • Rücken lang/gerade • Kopf zwischen Arme • **Aktive Beckenkippung**
Dehnung + Öffnung • Gesäß • LWS/BWS • BWS/HWS • Bauch gerade • Schulter/Brust	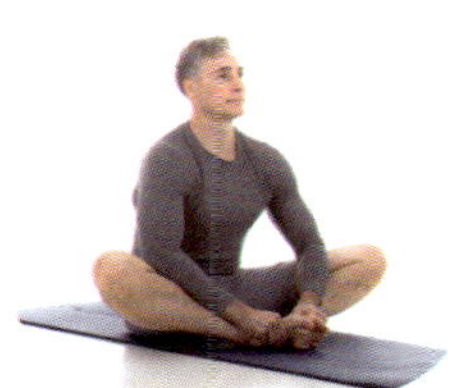	**Geschlossene Winkelhaltung** • Beine angewinkelt • Rücken lang/gerade • **Arme gegen Beine**
Dehnung + Aufrichtung • Unterschenkel vorne • Oberschenkel vorne • Hüfte vorne • Bauch/Brust/Schulter • LWS/BWS/HWS	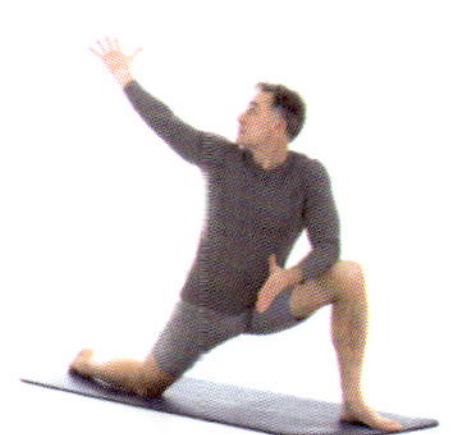	**Drache** • Gesäß anspannen • Becken vorschieben • **Oberkörper aufrichten**
Öffnung + Dehnung • Gesäß/Bein außen • Hüfte/Bein vorne • LWS/BWS/HWS • Bauch gerade • Schulter/Brust	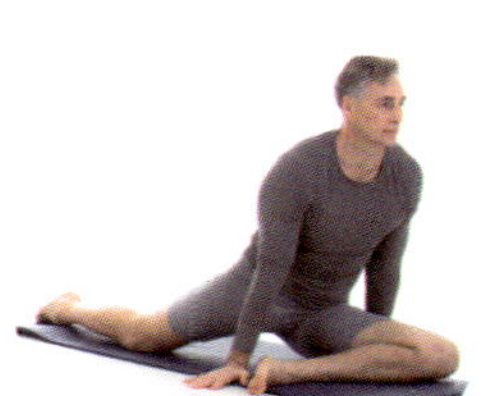	**Taube** • Offener Kniewinkel • Rücken lang/gerade • **Sicherer Armstütz**
Dehnung + Aufrichtung • Beine vorne • Hüfte vorne • Bauch gerade • Brust/Schulter • BWS/HWS	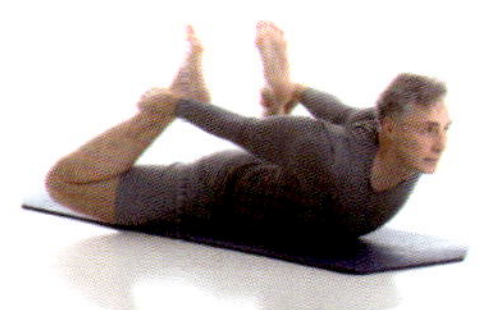	**Bogen** • Gesäß anspannen • Oberkörper aufrichten • **Arme lang/gestreckt**

→ Längere Einheiten von mindestens **60-90** Sekunden je Übung!

→ Mehrere Whg. bei **3-5** Einheiten je Übung!

→ Korrekte Ausführung und ruhige Atmung!

3.3 DER RADFAHRER

Analog zum Läufer steht auch beim Radfahrer (Rennrad u. Mountainbike) das Training des Herz-Kreislauf-Lungen-Systems (Ausdauer) im Vordergrund.

Die einseitige Belastung und die damit verbundenen Anpassungsreaktionen auf die Muskulatur verstärken sich jedoch dahingehend, dass über den Faktor **Trainingszeit** (hier: ab ca. 150 km/Woche oder ab ca. 50 km/TE) der Radfahrer mehrere Stunden in einem engen Bewegungsradius sitzend agiert.

Neben der »ungünstigen« Oberkörper-Haltung i.S. der BWS-Kyphosierung (insbesondere beim Rennrad-Fahrer) dominiert zusätzlich die permanente Flexion im Bereich der LWS und der Hüfte.

In der Konsequenz arbeiten die **hüft**- und die **knie**beugenden Muskeln somit nur in einer stark zueinander angenäherten Position.

Im Weiteren entwickelt sich eine eingeschränkte Beweglichkeit im Brustwirbelbereich (BWS) mit einer »Abschwächung« der Rücken-Muskulatur und einer »Annäherung« (Verkürzung) insbesondere der Brust-Muskulatur.

Diese Unbeweglichkeit zieht sich über die Muskelketten von Rumpf/Hüfte bis zum Knie/Sprunggelenk weiter.

Folglich erlangen – neben dem Warm-up (Einfahren mit Steigerung der Herz- u. der Atemfrequenz) – vielmehr die anschließenden Ausgleichs-Übungen i.S. von Kraft- und Yoga-Einheiten beim Radfahrer einen wichtigen Stellenwert.

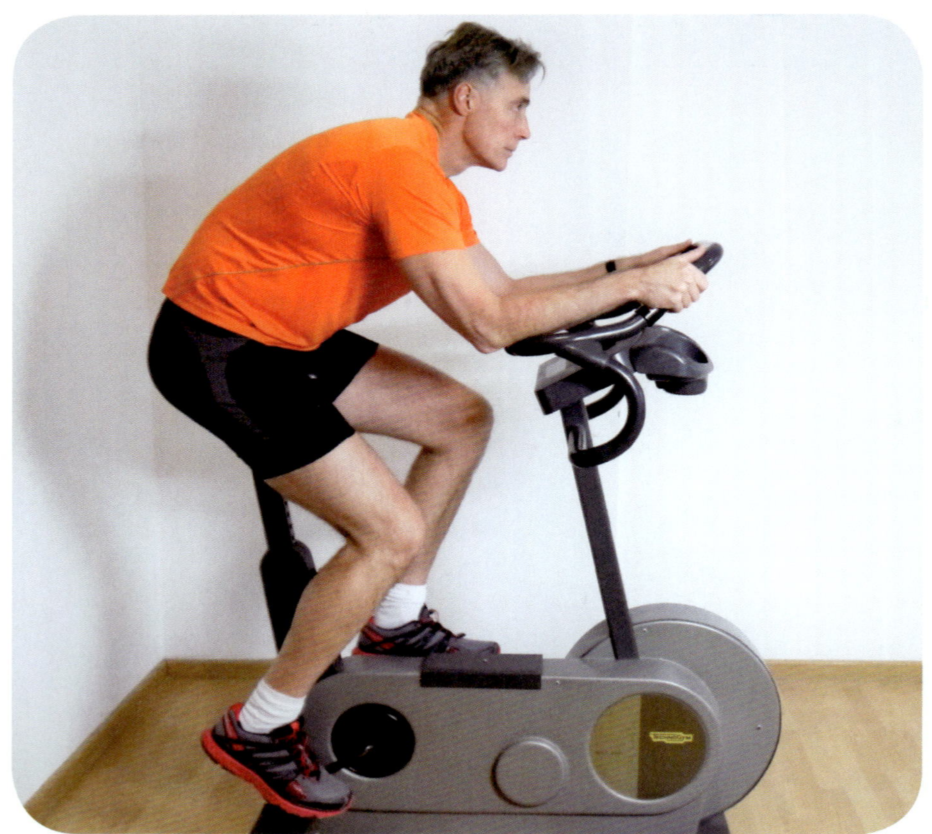

Der Radrennfahrer

1 Top five: Warm-up

Gelenk-/Muskelbereich	Bild	Warm-up-Übung
Aufwärmen allgemein	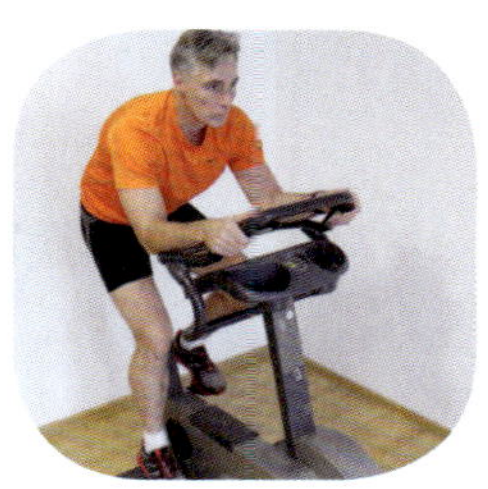	Einradeln (> 20 Minuten) • **Moderates Radfahren** • Puls im GLA I-Bereich
Aufwärmen speziell • Fuß/Knie/Hüfte	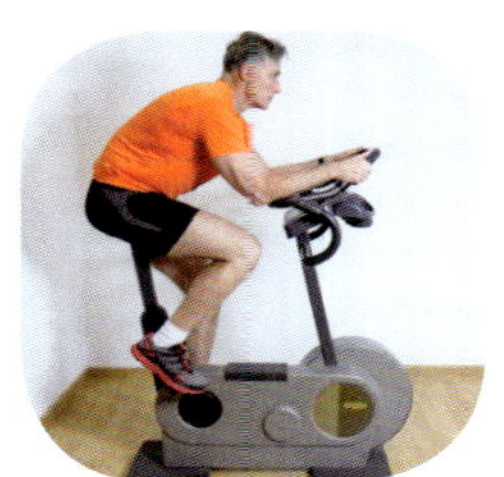	Radfahren steigern • Trittfrequenz erhöhen • **Stehend + sitzend**
Lockern • HWS • HWS/Nacken • Schulter/Brust/Rücken • Schulter/Brust/Rücken • BWS/Rücken seitlich	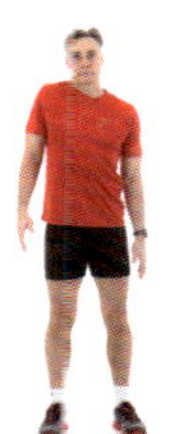	Mobilisieren • Kopf zur Seite drehen • Kopf zur Seite neigen • **Schulterheben** • Armdrehen • Armstrecken
Schwunggymnastik 1 • Beine vorne • Beine hinten • Bein/Hüfte vorne • Beine innen • Unterschenkel hinten	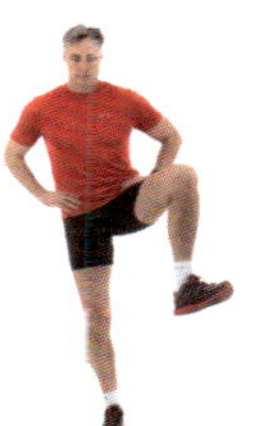	Dynamisches Dehnen 1 • Kniebeugen • Kniestrecken • Hüftstrecken • **Beinausdrehen** • Fersensenken
Schwunggymnastik 2 • LWS/BWS • BWS/LWS/Beine hinten • LWS/BWS/HWS • Beine innen • Beine innen + hinten	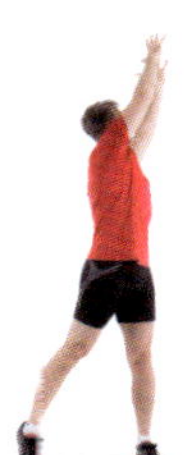	Dynamisches Dehnen 2 • **Oberkörperdrehen** • Oberkörperbeugen • Oberkörperstrecken • Seitgrätschen • Mit Vorbeugen

→ Kurze Einheiten von nur **5-10** Sekunden bzw. nur **3-5** Whg. je Übung!

② Top five: Kraft und Stabilisation

Gelenk-/Muskelbereich	Bild	Kraft-Übungen
Kraft + Stabilisation • Fuß/Knie/Hüfte • Beine/Hüfte/LWS • Beine/Hüfte/Rumpf • Fuß/Knie/Rumpf • Fuß/Knie/Rumpf	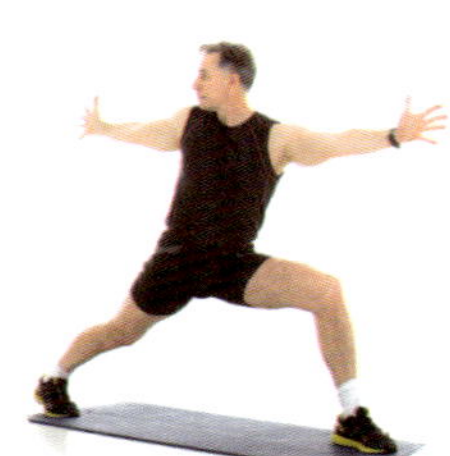	Ausfallschritt • Ausfallschritt groß • Mit Armstrecken • **Mit Rotation** • Mit Ferse hoch • Mit Fußspitze hoch
Ganzkörper 1 • Arme/Schulter/Rücken • Schulter/Rücken/Rumpf • Rücken/Rumpf/Hüfte • Rumpf/Hüfte/Beine • Tiefe Muskeln	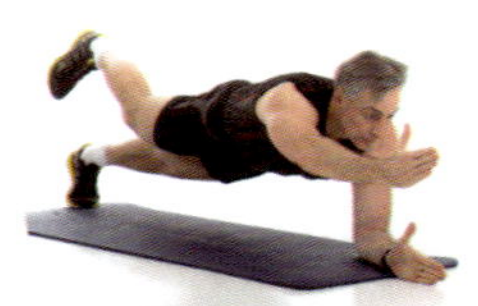	Unterarmstütz • Vierpunkt klassisch • Einbeinig + einarmig • Diagonal • **Ipsilateral** • Statisch + dynamisch
Rücken • Rücken lang + Gesäß • Rücken + Gesäß • Rücken lang + quer • Rücken + Gesäß seitlich • Rücken + Gesäß	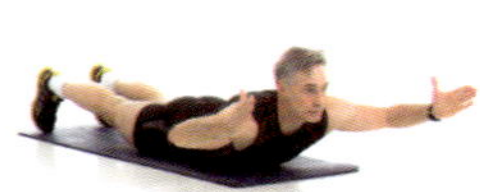	Bauchlage • Arme + Beine hoch • Einbeinig + einarmig • Diagonal • **Ipsilateral** • Mit Drehung
Bauch • Bauch gerade + schräg • Bauch schräg + tief • Bauch quer + schräg • Bauch gerade + tief • Bauch schräg + quer	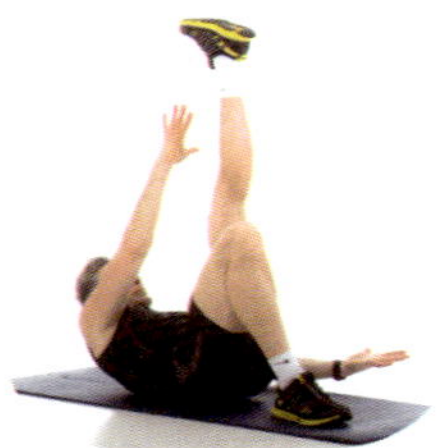	Crunch • Großer Käfer • **Halbes Klappmesser** • Beine zur Seite drehen • Beckenheben • Twisten
Prävention Rücken • Rücken quer • Rücken quer + lang • Rücken quer + breit • Gesäß + Rücken unten • Gesäß + Rücken quer	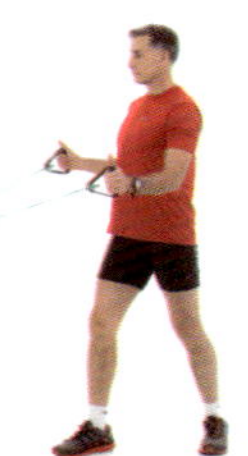	Seilzug • **Butterfly reverse** • Diagonal • Rudern • Hüftstrecken • Mit Gegenarm

→ Kürzere, intensive Einheiten von **20-30** Sekunden je **Stabilisations**-Übung!

→ Korrekte Ausführung bei **20-30** Whg. je **Kraft**-Übung!

③ Top five: Yoga-Übungen

Gelenk-/Muskelbereich	Bild	Asana
Dehnung + Streckung • Füße/Beine/Gesäß • Beine/Gesäß/LWS • Gesäß/LWS/BWS • LWS/BWS/HWS • BWS/HWS/Schulter	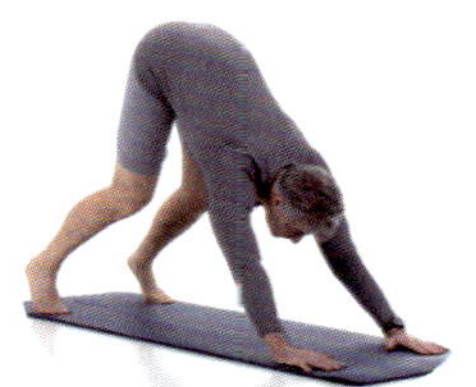	Hund • Rücken lang/gerade • Kopf zwischen Arme • **Aktive Beckenkippung**
Dehnung + Aufrichtung • Unterschenkel vorne • Oberschenkel vorne • Hüfte vorne • Bauch gerade • Brust/Schulter	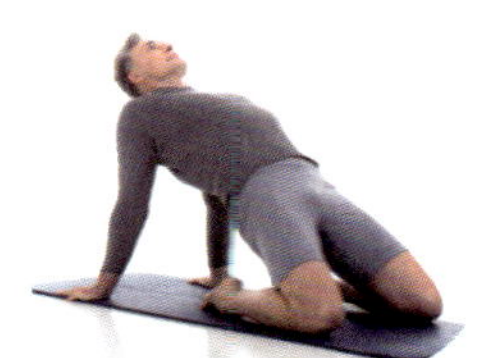	Kamel • Gesäß anspannen • Sicherer Armstütz • **Blick nach oben**
Aufrichtung + Kräftigung • Oberschenkel vorne • Hüfte vorne • Bauch gerade • Brust/Schulter • Rücken seitlich	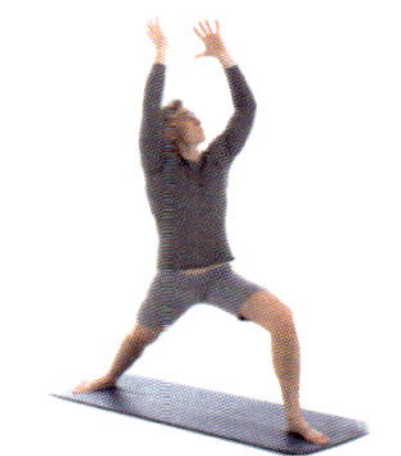	Krieger I • **Aktive Aufrichtung** • Arme strecken • Becken vorschieben
Dehnung + Aufrichtung • Beine/Hüfte/LWS • Hüfte/LWS/BWS • LWS/BWS/HWS • HWS-Schulter-Brust • Schulter/Brust/Arme	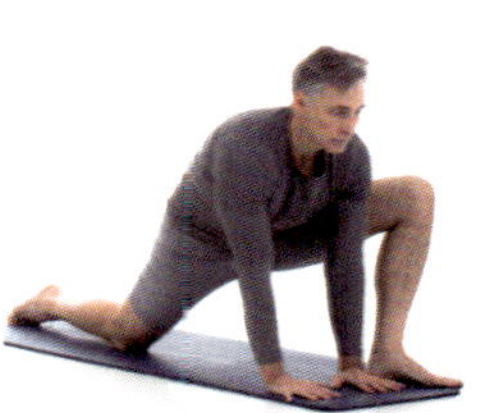	Drache • Becken vorschieben • **Offener Kniewinkel** • Aktive Aufrichtung
Aufrichtung + Dehnung • HWS/BWS/LWS • Schulter/Brust • Brust/Bauch • Bauch/Hüfte • Hüfte/Beine vorne	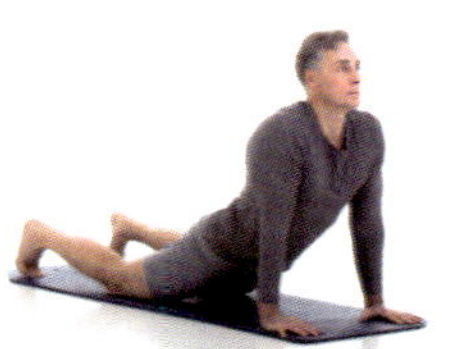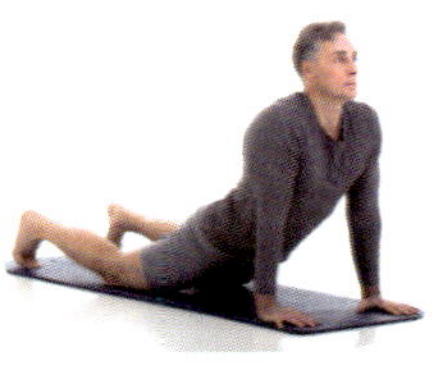	Kobra • Gesäß anspannen • **Sicherer Armstütz** • Blick nach vorne

→ Längere Einheiten von mindestens **60-90** Sekunden je Übung!

→ Mehrere Whg. bei **3-5** Einheiten je Übung!

→ Korrekte Ausführung und ruhige Atmung!

3.4 DER WERFER

Der Begriff Werfer vereinigt hier alle Sportarten, welche überwiegend mit nur einer **Wurfarm-Seite** agieren.

Neben den klassischen Wurf- und Stoß-Disziplinen wie Speer, Kugel, Diskus und Hammer gehören hierzu ebenso der Tennis-Spieler, der Bogen-Schütze sowie im Weiteren der Volleyball- und Handball-Spieler.

Aus einer starken Vordehnung bzw. Vorspannung entwickelt der Athlet die notwendige Kraftentfaltung für seinen explosiven Wurf oder Aufschlag.

Meist erfolgt diese Rückwärtsbewegung des Oberkörpers mit einer zusätzlichen Rotation bzw. Verwringung.

Sinnigerweise wird nach dem allgemeinen Warm-up (inkl. Lauf-ABC-Übungen) der Schwerpunkt auf gezielte Schwungelemente im Bereich Schulter, Arm und Oberkörper gelegt. Neben dem Schulter-Armkreisen und ausladenden Ausholbewegungen speziell mit der Wurf- und Schlagarmseite erfolgen zusätzliche Rotations-Übungen über Oberkörper und Hüfte.

Aufgrund der verstärkten Trainingsbelastung auf der Wurf- und Schlagarm-Vorderseite (z.B. rechte Schulter-Brustmuskulatur beim Speer-Werfer oder beim Tennis-Spieler) hat ein intensives Ausgleichsprogramm zu erfolgen.

Mithilfe von kraftausdauernden Zugübungen in entgegengesetzte Richtung (z.B. von vorne-unten nach hinten-oben für den Speer-Werfer am Seilzug) wird einer einseitigen Kraftentwicklung und der damit einhergehenden Beweglichkeits-Einschränkung wirkungsvoll entgegengesteuert.

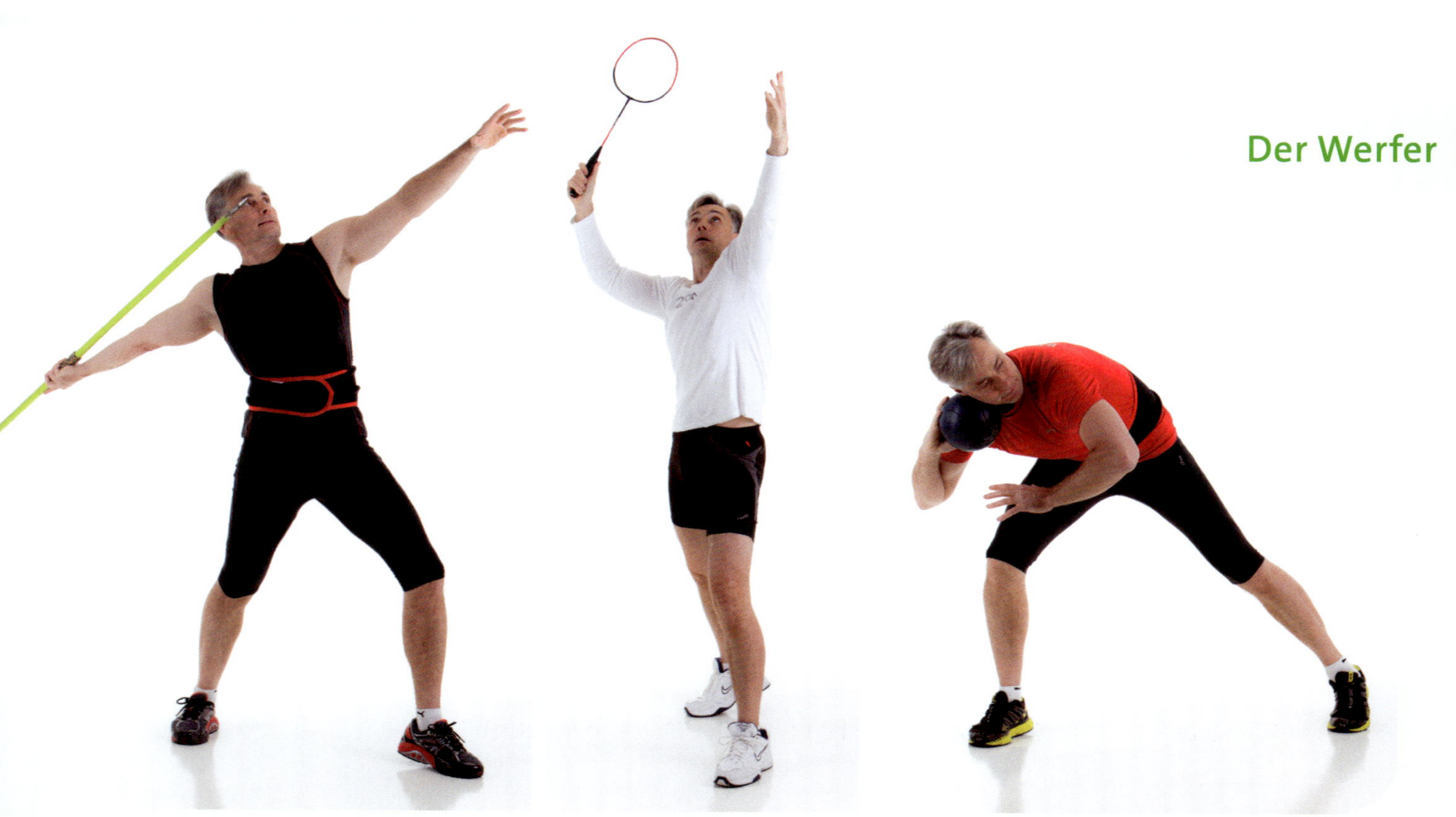

1 Top five: Warm-up

Gelenk-/Muskelbereich	Bild	Warm-up-Übung
Aufwärmen allgemein		**Einlaufen (> 10 Minuten)** • Moderates Joggen • **Abrollen vs. Vorderfuß** • Puls im GLA I-Bereich • Ohne Armkreisen • Mit Armkreisen
Aufwärmen speziell • Fuß/Knie/Hüfte		**Lauf-ABC** • Anfersen • Knieheben • **Hopsern** • Seitgalopp • Überkreuzen
Schwunggymnastik 1 • Arme/Schulter/Rücken • Schulter/Rücken/Rumpf • Rücken/Rumpf/Hüfte • Rumpf/Hüfte/Beine • Rumpf/Hüfte/Beine	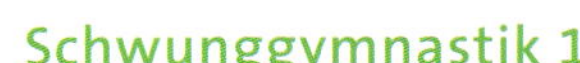	**Dynamisches Dehnen 1** • Arm-, Schulterkreisen • Oberkörperdrehen • Rumpf-, Hüftkreisen • Beine in Außenrotation • **Beine in Innenrotation**
Schwunggymnastik 2 • Fuß/Knie/Hüfte/Rumpf • Beine/Hüfte/Rumpf/BWS • Fuß/Knie/Hüfte • Fuß/Knie/Hüfte • Beine/Gesäß/LWS	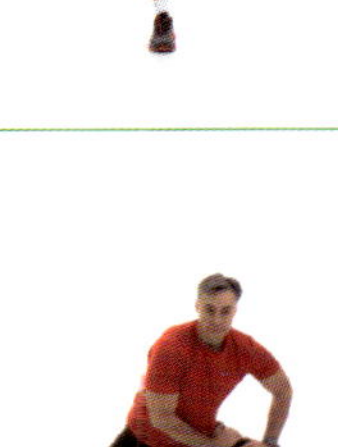	**Dynamisches Dehnen 2** • Ausfallschritt groß • Ausfallschritt + Drehung • Ferse zu Boden • **Grätsche seitlich** • Vorbeugen + Strecken
Prävention Schulter • Brust/Schulter/Arm • Schulter vorne • Schulter hinten • Schulter hinten • Schulter mittig + hinten	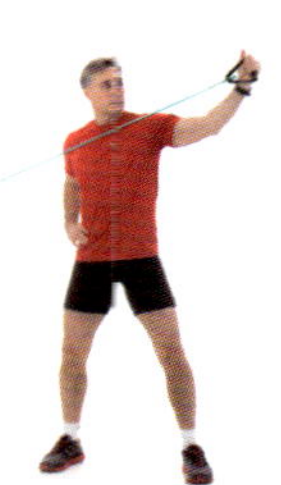	**Seilzug** • Wurfarm-Seite • NN-Innenrotation (*) • NN-Außenrotation (*) • Zug nach hinten + seitlich • **Zug nach hinten + oben**

→ Kurze Einheiten von nur **5-10** Sekunden bzw. nur **3-5** Whg. je Übung!

(: NN als Abkürzung für die Neutral-Null-Methode bei angewinkeltem Arm in 90-Grad für Innen- u. Außenrotation)*

2 Top five: Kraft und Stabilisation

Gelenk-/Muskelbereich	Bild	Kraft-Übungen
Öffnung + Aufrichtung • Fuß/Knie/Hüfte • Beine/Hüfte/LWS • Beine/Hüfte/Rumpf • Fuß/Knie/Rumpf • Fuß/Knie/Rumpf	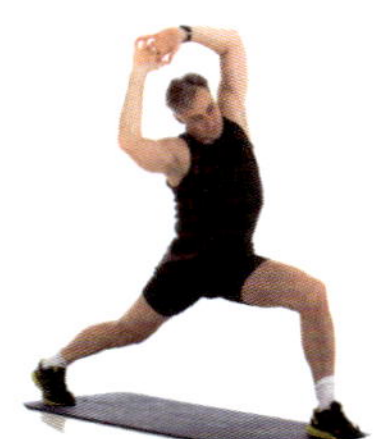	Ausfallschritt • Mit Armstrecken • Mit Rotation • Mit Diagonaldrehung • Mit Ferse hoch • **Mit Fußspitze hoch**
Ganzkörper 2 • Fuß/Knie/Hüfte • Beine/Hüfte/LWS • Beine/Hüfte/Rumpf • Fuß/Knie/Rumpf • Fuß/Knie/Rumpf	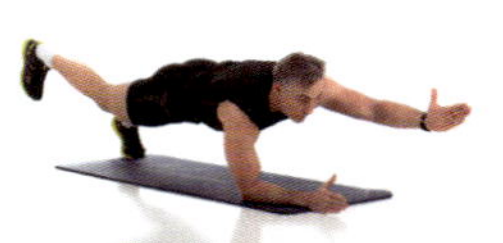	Unterarmstütz • Vierpunkt klassisch • Einbeinig + einarmig • **Diagonal** • Ipsilateral • Statisch + dynamisch
Ganzkörper 2 • Arme/Schulter/Rücken • Schulter/Rücken/Rumpf • Rücken/Rumpf/Hüfte • Rumpf/Hüfte/Beine • Tiefe Muskeln	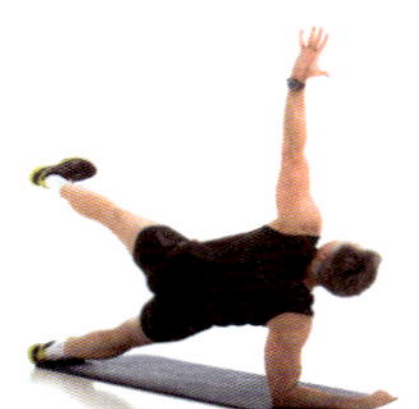	Seitstütz • Auf Unterarm • Auf Hand • Mit Rotation • **Mit Beinheben** • Mit Armstrecken
Rücken • Rücken lang + Gesäß • Rücken + Gesäß • Rücken lang + quer • Rücken + Gesäß seitlich • Rücken + Gesäß	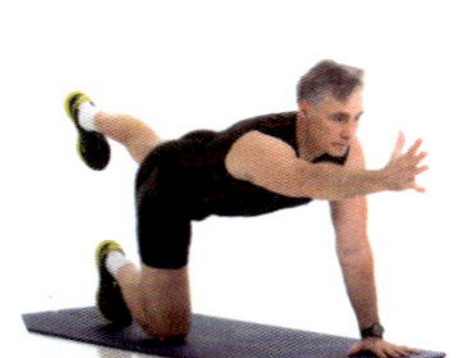	Vierfüßler • Vierpunkt klassisch • Einbeinig + einarmig • Diagonal • Ipsilateral • **Groß zu klein**
Bauch • Bauch gerade + schräg • Bauch schräg + tief • Bauch quer + schräg • Bauch gerade + tief • Bauch schräg + quer	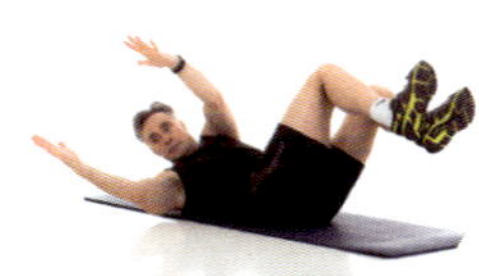	Crunch • Großer Käfer • Halbes Klappmesser • **Beine zur Seite drehen** • Beckenheben • Twisten

→ Kürzere, intensive Einheiten von **20-30** Sekunden je **Stabilisations**-Übung!

→ Korrekte Ausführung bei **10-20** Whg. je **Kraft**-Übung!

③ Top five: Yoga-Übungen

Gelenk-/Muskelbereich	Bild	Asana
Dehnung + Aufrichtung • Beine vorne • Hüfte vorne • Bauch/Brust/Schulter • BWS/Schulter/Arme • BWS/HWS	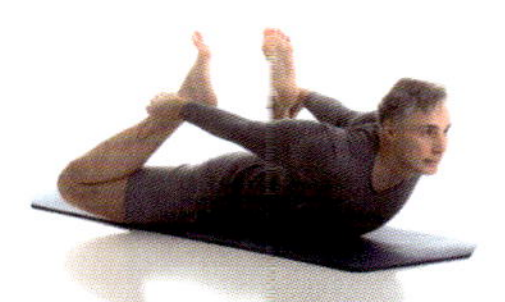	**Bogen** • Gesäß anspannen • Oberkörper aufrichten • **Arme lang/gestreckt**
Aufrichtung + Kräftigung • Fuß/Knie/Hüfte • Knie/Hüfte/Rumpf • Hüfte/Rumpf/LWS • Rumpf/LWS/BWS • LWS/BWS/HWS	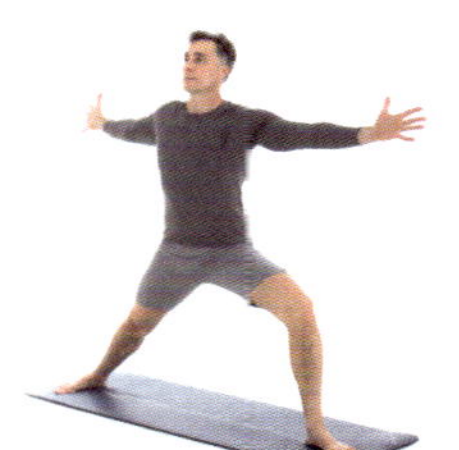	**Krieger II** • Aufrechter Rücken • **Schulterblätter zueinander** • Becken vorschieben
Drehung + Dehnung • Beine/Hüfte/Gesäß • Hüfte/Gesäß/LWS • Gesäß/LWS/BWS • LWS/BWS/HWS • BWS/HWS/Schulter	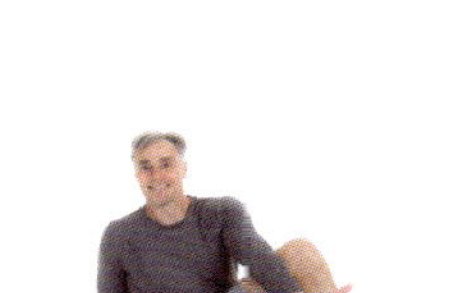	**Krokodil** • Beine seitlich ablegen • **Rücken am Boden** • Blick zur Gegenseite
Drehung + Aufrichtung • Beine/Gesäß/Hüfte • Gesäß/Hüfte/Rumpf • Hüfte/Rumpf/LWS • Rumpf/LWS/BWS • LWS/BWS/HWS	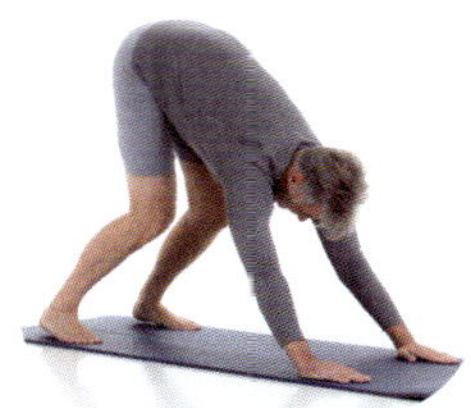	**Drehsitz** • Rücken lang/gerade • **Sicherer Armstütz** • Blick nach hinten
Dehnung + Streckung • Füße/Beine/Gesäß • Beine/Gesäß/LWS • Gesäß/LWS/BWS • LWS/BWS/HWS • BWS/HWS/Schulter		**Hund** • Rücken gerade • **Kopf zwischen Arme** • Aktive Beckenkippung

→ Längere Einheiten von mindestens **60-90** Sekunden je Übung!

→ Mehrere Whg. bei **3-5** Einheiten je Übung!

→ Korrekte Ausführung und ruhige Atmung!

3.5 DER KRAFTSPORTLER

Die charakteristischen Eigenschaften des Kraftsportlers sind ein hohes Maß an Muskel-Volumen, gepaart mit einer enormen Explosivkraft.

Nicht nur Gewichtheber, sondern ebenso Power- und Weight-Lifter bzw. Cross-Fit-Athleten und auch Schwerathleten (z.B. der Hammerwerfer, der Kugelstoßer sowie der Bob- u. Skifahrer) arbeiten verstärkt mit sehr hohen Zusatzlasten im Rahmen eines Hypertrophie- und Schnellkraft-Trainings.

Das moderne Krafttraining vereint heute Grundlagen-Übungen mit der Langhantel (LH) und anspruchsvolle Gleichgewichts-Übungen.

Neben den Einzeldisziplinen Bankdrücken, Kniebeugen und Kreuzheben werden im Weiteren komplexe (mehr-gelenkige) Bewegungsabläufe wie das Kreuzheben mit dem Umsetzen und dem Stoßen kombiniert.

Ergänzende Einheiten am Schlingen-Trainer, auf dem Pezzi-Ball® oder auf dem Therapie-Kreisel »verfeinern« die sehr kompakte Muskelqualität.

Um der Beweglichkeits-Einschränkung entgegenzusteuern, sollten daher zum einen die kompletten Bewegungsamplituden durch spezielle Übungen (wie z.B. tiefe Kniebeuge oder liegender Butterfly mit Kurz-Hanteln (KH)) stets voll »ausgeschöpft« werden.

Zum anderen dienen die geeigneten Yoga-Übungen u.a. dazu, den starken Muskeltonus nach einem Training gezielt wieder herabzusetzen.

Der Kraftsportler

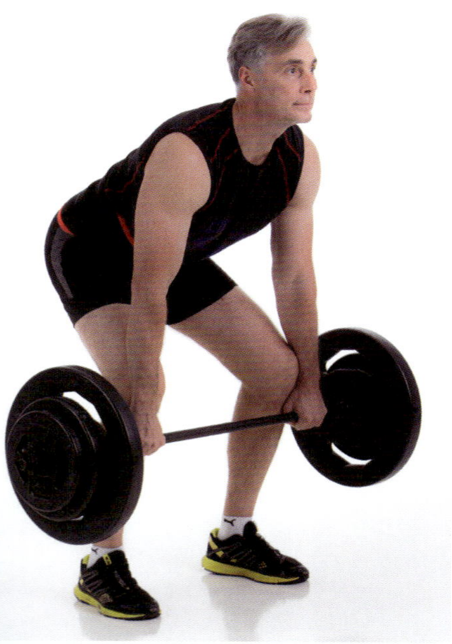

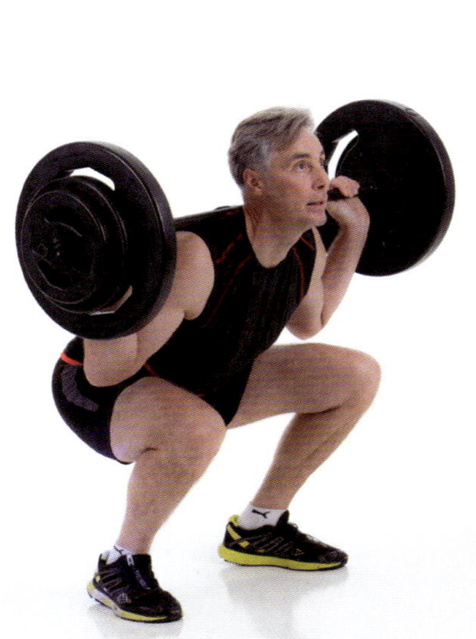

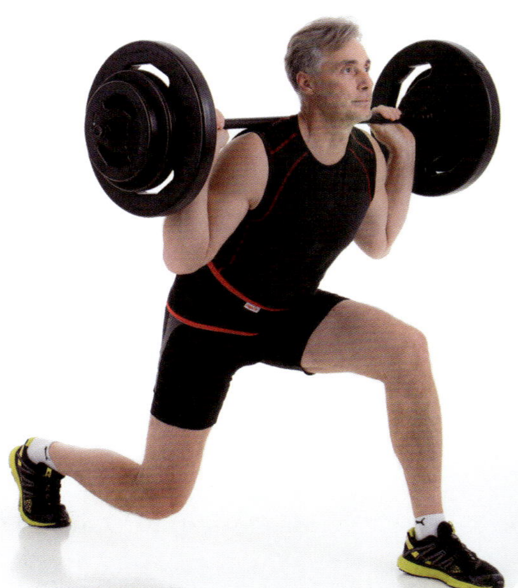

1 Top five: Warm-up

Gelenk-/Muskelbereich	Bild	Warm-up-Übung
Aufwärmen allgemein		**Dynamisch moderat** • Walken inkl. ABC • Laufen inkl. ABC • Radfahren • **Seilspringen** • Rudern
Aufwärmen speziell • Beine/Gesäß/Rumpf		**Dynamisch explosiv** • Strecksprünge • **Hocksprünge** • Tiefe Kniebeugen • Ausfallschritte • Seitgrätschen
Schwunggymnastik 1 • Beine innen • Beine außen • Beine hinten • LWS/BWS • Bauch/Brust/Schulter		**Dynamisches Dehnen 1** • Beinaußendrehen • Beininnendrehen • Beinheben • **Oberkörperbeugen** • Oberkörperstrecken
Schwunggymnastik 2 • HWS/Nacken • Nacken/Schulter • Schulter/Brust/Rücken • Schulter/Brust • Rumpf/LWS/BWS		**Dynamisches Dehnen 2** • Kopf zur Seite drehen • Schulterrollen • **Butterfly reverse** • Armschwingen • Oberkörperdrehen
Technik spezifisch • LWS • Beine/Gesäß/LWS • Brust/Schulter/Arme • Beine/Arme • Rücken/Arme		**Mit Langhantel** • Kreuzheben • Kniebeuge • Schulterstemme • **Umsetzen + Stoßen** • Rudern in Vorbeuge

→ Kurze Einheiten von nur **5-10** Sekunden bzw. nur **3-5** Whg. je Übung!

② Top five: Kraft und Stabilisation

Gelenk-/Muskelbereich	Bild	Kraft-Übungen
Kraft + Stabilisation 1 • Fuß/Knie/Hüfte • Fuß/Knie/Hüfte • Knie/Hüfte/Bauch • Knie/Hüfte/Rücken • Bein/Rücken/Schulter	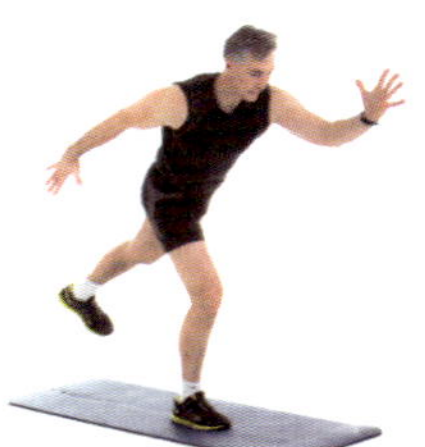	**Einbeinstand** • Einbeinstand • Kleine Kniebeuge • **Spielbein vor** • Spielbein zurück • Mit Armstrecken
Kraft + Stabilisation 2 • Füße/Knie/Hüfte • Beine/Rumpf • Beine/Rumpf • Füße/Knie/Hüfte • Beine/Hüfte/Rumpf	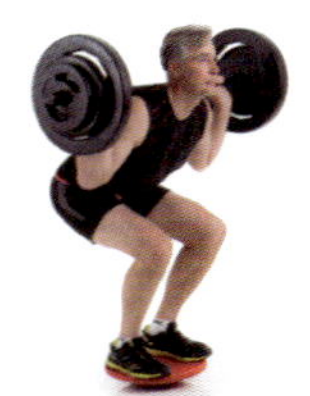	**Beidbeinig** • Kniebeuge • **Auf Kreisel** • Mit Armbewegung • Ausfallschritt • Mit Drehung
Bauch • Bauch gerade + schräg • Bauch schräg + tief • Bauch quer + schräg • Bauch schräg + quer • Bauch schräg + tief	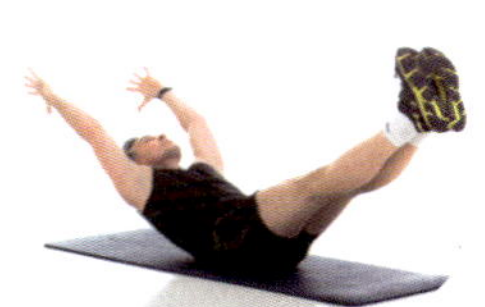	**Crunch** • Halbes Klappmesser • **Ganzes Klappmesser** • Großer Käfer • Twisten • Becken zu Kerze
Rücken • Rücken lang + Gesäß • Rücken + Gesäß • Rücken lang + quer • Rücken + Gesäß seitlich • Rücken + Gesäß	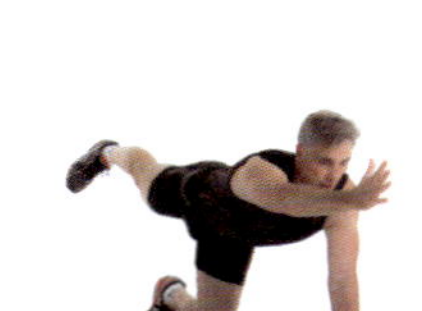	**Vierfüßler** • Diagonal + ipsilateral • Klein zu groß • Arm + Bein nach außen • Nur Bein hoch • **Nur Arm hoch**
Prävention Schulter • Schulter vorne • Schulter hinten • Schulter seitlich • Rücken quer • Rücken quer/Nacken	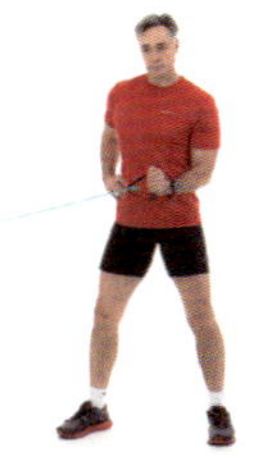	**Seilzug/Gummiband** • NN-Innenrotation • **NN-Außenrotation** • Armheben • Butterfly reverse v. oben • Butterfly reverse v. unten

→ Kürzere, intensive Einheiten von **5-10** Sekunden je **Stabilisations**-Übung!

→ Korrekte Ausführung bei **15-25** Whg. je Kraft-Übung!

③ Top five: Yoga-Übungen

Gelenk-/Muskelbereich	Bild	Asana
Aufrichtung + Kräftigung • Fuß/Knie/Hüfte • Knie/Hüfte/Rumpf • Hüfte/Rumpf/LWS • Rumpf/LWS/BWS • LWS/BWS/HWS	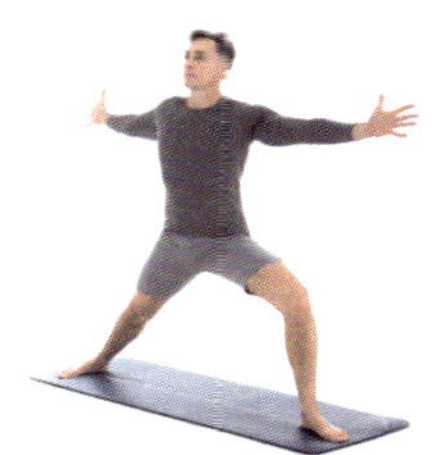	**Krieger II** • Aufrechter Rücken • Schulterblätter zueinander • **Becken vorschieben**
Drehung + Dehnung • Beine/Hüfte/Gesäß • Hüfte/Gesäß/LWS • Gesäß/LWS/BWS • LWS/BWS/HWS • BWS/HWS/Schulter		**Krokodil** • Beine seitlich ablegen • **Arme seitlich ablegen** • Blick zur Gegenseite
Dehnung + Streckung • Unterschenkel hinten • Oberschenkel hinten • Gesäß/LWS • LWS/Rücken • Rücken/Schulter		**Vorbeuge sitzend** • Beine anspannen • **Rücken runden** • Blick nach vorne
Dehnung + Aufrichtung • Unterschenkel vorne • Oberschenkel vorne • Hüfte vorne • Bauch/Brust/Schulter • LWS/BWS/Hals		**Drache** • Gerader Rücken • Becken vorschieben • **Arme strecken**
Aufrichtung + Dehnung • HWS/BWS/LWS • Schulter/Brust • Brust/Bauch • Bauch/Hüfte • Hüfte/Beine vorne	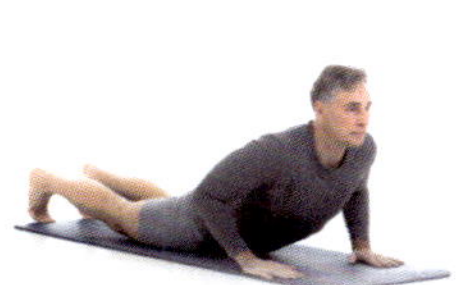	**Kobra** • **Gesäß anspannen** • Sicherer Armstütz • Rücken lang/gerade

→ Längere Einheiten von mindestens **60-90** Sekunden je Übung!

→ Mehrere Whg. bei **3-5** Einheiten je Übung!

→ Korrekte Ausführung und ruhige Atmung!

3.6 DER TURNER

Der Turner vereint in einem hervorragenden wie ästhetischen Maße alle fünf konditionellen Fertigkeiten.

Dabei gelingt ihm das Kunststück, seine extreme sportart-spezifische Beweglichkeit mit den Faktoren Muskel-Volumen und Schnell-Kraft harmonisch miteinander zu kombinieren, ja aufeinander abzustimmen.

In dieser Disziplin wird wohl die Notwendigkeit einer sportart-spezifischen **funktionellen Muskellänge** am deutlichsten sichtbar und verständlich.

Für den Erhalt und die Verbesserung dieser extremen Beweglichkeit (z.B. der Spagat) müssen hierfür alleine mehrere Stunden (!) durch passive und aktive Übungseinheiten pro Woche zusätzlich investiert werden.

Innerhalb der einzelnen TE sollten nach dem Ganzkörper-Warm-up jedoch gezielte aktive Dehn-Übungen i.S. der Schwunggymnastik gewählt werden.

Damit erweitert der Athlet schrittweise seine individuelle endgradige Beweglichkeit ohne Verlust der Muskelqualität (hier: Tonus u. Reaktion).

Erst im Anschluss an das Training widmet man sich den ausgiebigen passiven Dehn-Übungen und den Yoga-Elementen.

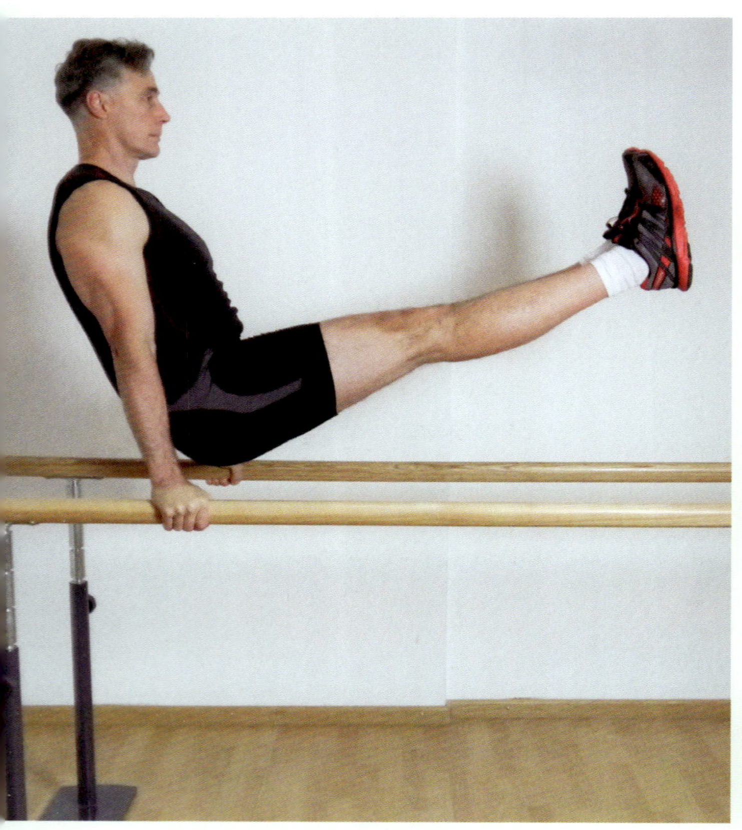

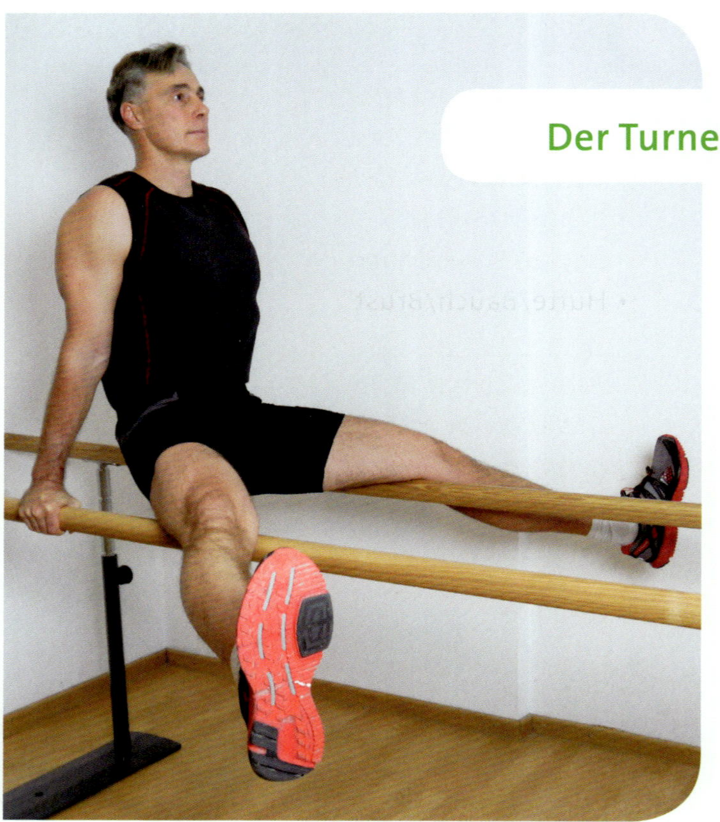

1 Top five: Warm-up

Gelenk-/Muskelbereich	Bild	Warm-up-Übung
Aufwärmen allgemein		**Einlaufen (> 10 Minuten)** • Moderates Joggen • Abrollen vs. Vorderfuß • Puls im GLA I-Bereich • Ohne Armkreisen • **Mit Armkreisen**
Aufwärmen speziell 1 • Fuß/Knie/Hüfte		**Lauf-ABC** • Anfersen • Knieheben • Hopsern • Seitgalopp • **Twisten**
Aufwärmen speziell 2 • Fuß • Knie • Hüfte • LWS/BWS • BWS/HWS		**Mobilisieren** • Fußkreisen • **Kniekreisen** • Hüftkreisen • Oberkörperdrehen • Arm-, Schulterkreisen
Schwunggymnastik 1 • Brust/Schulter/Arme • Beine/LWS/BWS/HWS • Beine/LWS/BWS/HWS • Beine/Hüfte/Bauch • Hüfte/Bauch/Brust		**Dynamisches Dehnen 1** • Butterfly reverse • Vorbeugen + Strecken • Vorbeugen + Drehen • Brücke • **Bauch-Wippe**
Schwunggymnastik 2 • Gesäß/Beine hinten • Gesäß/Beine außen • Hüfte/Beine innen • LWS/Beine innen • Rumpf/Beine innen		**Dynamisches Dehnen 2** • Beinheben • Beinspreizen • **Beingrätschen** • Spagat + vorbeugen • Spagat + seitneigen

→ Kurze Einheiten von nur **5-10** Sekunden bzw. nur **3-5** Whg. je Übung!

❷ Top five: Kraft und Stabilisation

Gelenk-/Muskelbereich	Bild	Kraft-Übungen
Ganzkörper • Beine/Rumpf/Arme • Rücken lang + quer • Rücken + Bauch seitlich • Bauch seitlich + quer • Schulter/Brust/Arme	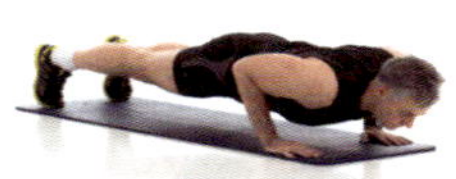	**Handstütz** • Vierpunkt klassisch • Diagonal • Ipsilateral • **Mit Drehung** • Zum Handstand
Beine • Füße/Knie/Hüfte • Beine/Gesäß/Rumpf • Füße/Beine/Rumpf • Beine/Rumpf/Oberkörper • Beine/Oberkörper/Arme	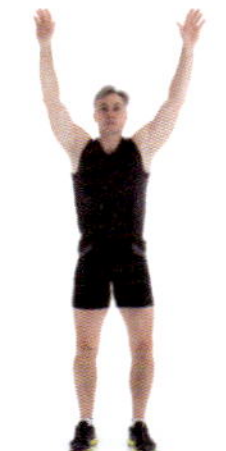	**Strecksprung** • **Strecksprung** • Sprung + Ausfall • Sprung + Drehung • Kniebeuge + Sprung • Sprung + Liegestütz
Oberkörper • Rücken breit/Arme • Brust/Rücken breit • Rücken/Arme • Rücken/Arme/Bauch • Rücken/Schulter/Brust	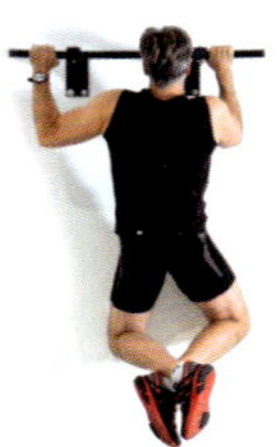	**Armzug** • Klimmzug • Klimmzug eng + breit • **Klimmzug seitlich** • Klimmzug + Beine • Klimmzug + Stütz
Bauch • Bauch gerade + schräg • Bauch schräg + tief • Bauch quer + schräg • Bauch schräg + quer • Bauch schräg + tief	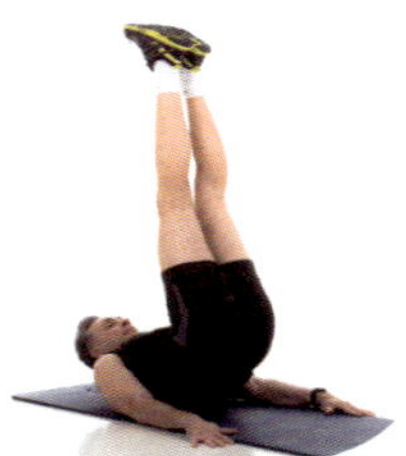	**Crunch** • Halbes Klappmesser • Ganzes Klappmesser • Großer Käfer • Twisten • **Kerze**
Rücken • Rücken lang + Gesäß • Rücken + Gesäß • Rücken lang + quer • Rücken + Gesäß seitlich • Rücken + Gesäß	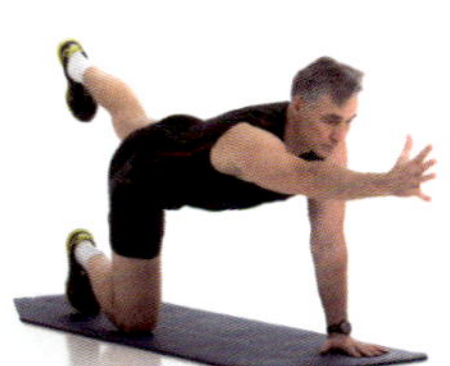	**Vierfüßler** • **Diagonal** • Klein zu groß • Arm + Bein seitlich • Nur Bein hoch • Nur Arm hoch

→ Kürzere, intensive Einheiten von **5-10** Sekunden je **Stabilisations**-Übung!

→ Korrekte Ausführung bei **20-30** Whg. je **Kraft**-Übung!

③ Top five: Yoga-Übungen

Gelenk-/Muskelbereich	Bild	Asana
Dehnung + Streckung • Gesäß/Beine hinten • Gesäß/LWS/BWS • LWS/BWS/HWS • BWS/HWS/Schulter • HWS/Schulter/Arme	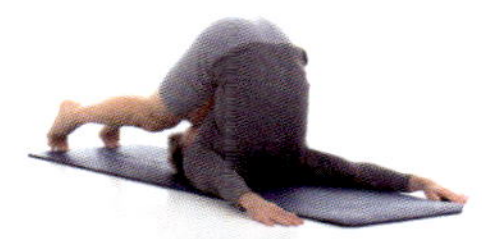	Pflug • Beine gestreckt • **Füße zu Boden** • Sicherer Armstütz
Öffnung + Dehnung • Oberschenkel vorne • Hüfte vorne • Bauch/Brust/Schulter • Schulter/BWS/HWS • LWS	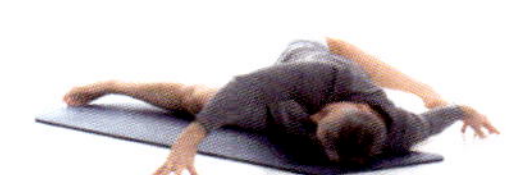	Kobra gedreht • Arme seitlich ablegen • **Gesäß anspannen** • Kopf ablegen
Dehnung + Öffnung • Gesäß • Oberschenkel innen • Oberschenkel hinten • Unterschenkel hinten • LWS/BWS	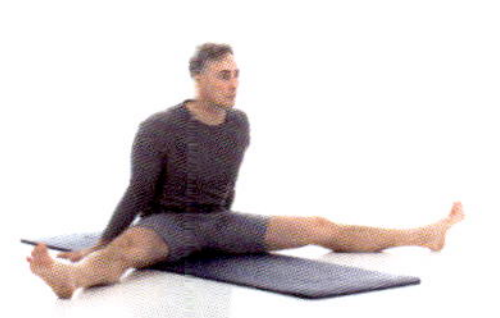	Libelle • Beine gestreckt • **Rücken gerade** • Hände zu Boden
Dehnung + Kräftigung • Beine/Hüfte vorne • Hüfte/Bauch • Bauch/Brust • Brust/Schulter • Gesäß/LWS	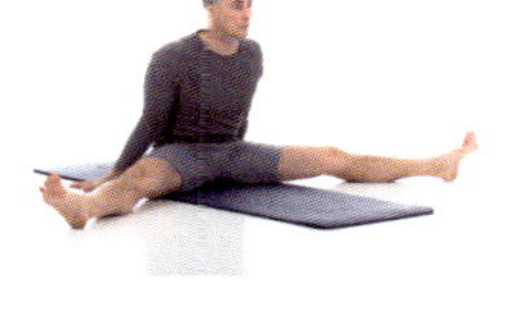	Rad • Gesäß anspannen • Sicherer Armstütz • **Blick nach hinten**
Dehnung + Aufrichtung • Füße/Beine vorne • Beine/Hüfte vorne • Hüfte/Bauch • Bauch/Brust • Rücken/Schulter/Arme	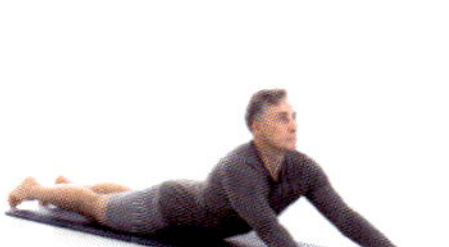	Nach oben schauender Hund • Sicherer Armstütz • Gesäß anspannen • **Rücken lang/gerade**

→ Längere Einheiten von mindestens **60-90** Sekunden je Übung!

→ Mehrere Whg. bei **3-5** Einheiten je Übung!

→ Korrekte Ausführung und ruhige Atmung!

3.7 DER GOLFER

Auch auf Grund der seit Jahren günstiger werdenden Konditionen lassen sich immer mehr Menschen für den Freizeitsport Golfen begeistern.

Charakteristisch ist zum einen die weit ausholende Abschlag-Bewegung mittels einer extremen Rotation über Oberkörper, Rumpf, Hüfte und Beine.

Durch diese **Rotation** bzw. Verwringung entwickelt der Golfer genügend Schwung für seinen weiten Abschlag.

Dem gegenüber wird jedoch während des Puttens eine starke **Fixierung** im Rumpf und der Hüfte benötigt, damit über eine feindosierte Bewegung aus dem Oberkörper der Ball gefühlvoll eingelocht werden kann.

Neben einer gut ausgebildeten oberflächigen Rumpfmuskulatur sollten stets auch die kleinen, tieferliegenden Muskeln an der Wirbelsäule über das sogenannte propriozeptive Stabilisations-Training mit trainiert werden.

Um die notwendige Beweglichkeit, insbesondere im Rumpf-Bereich, stetig zu verbessern, werden die dafür ausgewählten Yoga-Übungen eingesetzt.

Ein zusätzlicher Effekt dieser speziellen Asanas ist – neben der Kräftigung und der Dehnung – auch das Lösen bzw. das Vorbeugen von Verklebungen an der lumbalen Faszien-Platte.

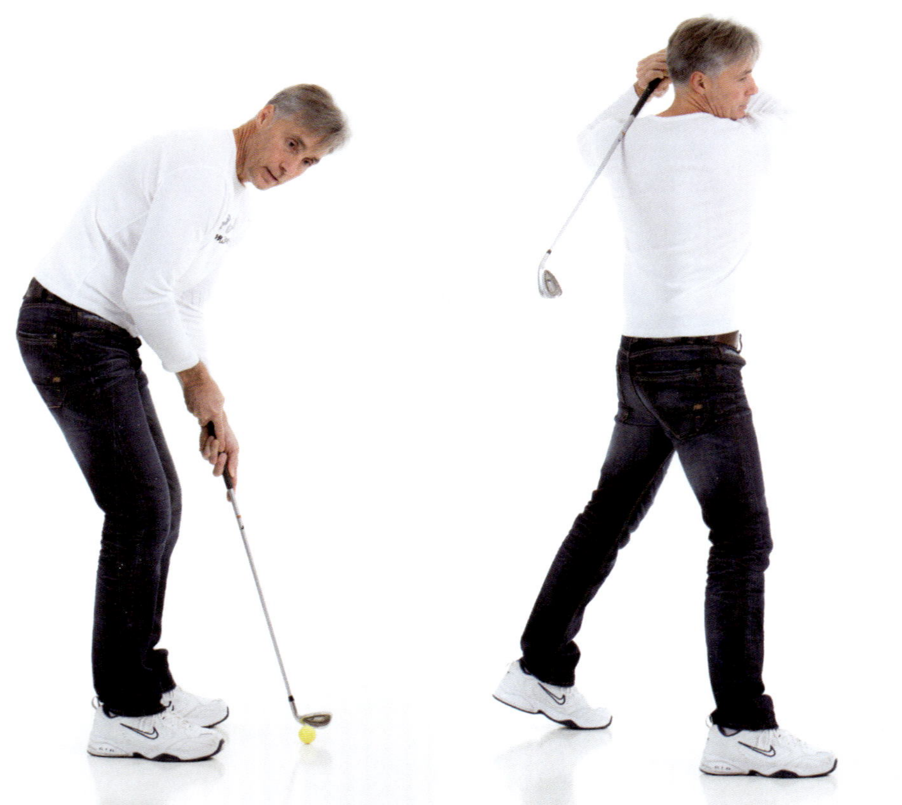

Der Golfer

1 Top five: Warm-up

Gelenk-/Muskelbereich	Bild	Warm-up-Übung
HWS/BWS • Hals/Nacken • Hals/Nacken • Nacken/Schulter • Schulter/Brust • Schulter/Rücken	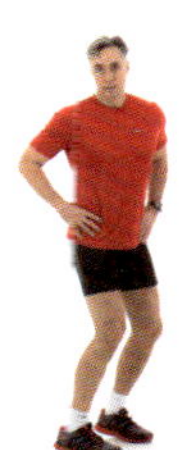	**Mobilisation 1** • Kopf zur Seite drehen • Kopf zur Seite neigen • **Schulterkreisen** • Armschwingen • Butterfly reverse
BWS/LWS • Rumpf • Rücken lang • Schulter/Brust • Rücken seitlich • Rumpf	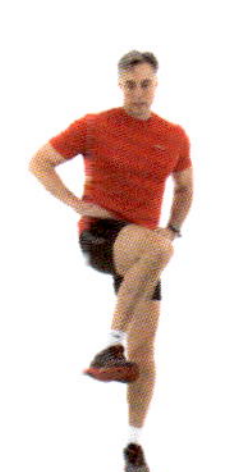	**Mobilisation 2** • Oberkörperdrehen • Oberkörperbeugen • Oberkörperstrecken • **Oberkörperseitneigen** • Oberkörper diagonal
LWS/Beine • Rumpf/Hüfte • Hüfte/Beine • Beine/Rumpf • Beine/Hüfte seitlich • Beine/Hüfte hinten		**Mobilisation 3** • Hüftkreisen • **Beingrätschen** • Grätschen + Drehen • Beine nach außen drehen • Beinheben
BWS/LWS/Beine • Fuß/Beine/Hüfte • LWS/BWS • LWS/BWS • LWS/BWS • LWS/BWS/HWS	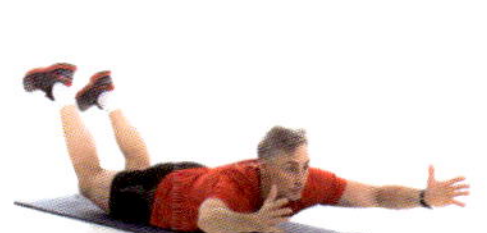	**Mobilisation 4** • Ausfallschritt groß • Mit Armstrecken • **Mit Oberkörperdrehen** • Mit Oberkörperbeugen • Mit Diagonalbewegung
HWS/BWS/LWS • HWS/BWS • HWS/BWS/LWS • BWS/LWS/Beine • BWS/LWS • BWS/LWS/Beine	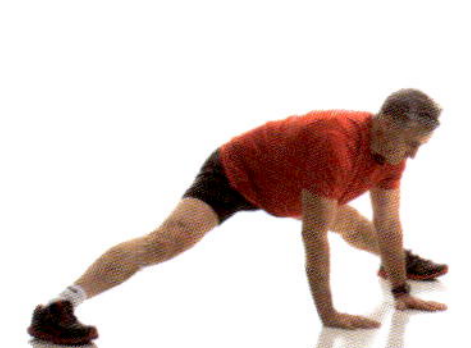	**Mobilisation 5** • Mit Golfschläger • Strecken + seitneigen • **Beugen + strecken** • Seitlich drehen • Diagonalbewegung

→ Kurze Einheiten von nur **5-10** Sekunden bzw. nur **3-5** Whg. je Übung!

② Top five: Kraft und Stabilisation

Gelenk-/Muskelbereich	Bild	Kraft-Übungen
Ganzkörper 1 • Arme/Schulter/Rücken • Schulter/Rücken/Rumpf • Rücken/Rumpf/Hüfte • Rumpf/Hüfte/Beine • Tiefe Muskeln	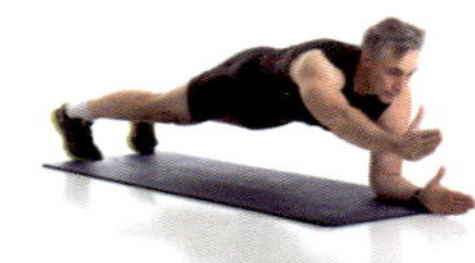	**Unterarmstütz** • Vierpunkt klassisch • Einbeinig + einarmig • **Diagonal** • Ipsilateral • Statisch + dynamisch
Ganzkörper 2 • Arme/Schulter/Rücken • Schulter/Rücken/Rumpf • Rücken/Rumpf/Hüfte • Rumpf/Hüfte/Beine • Tiefe Muskeln	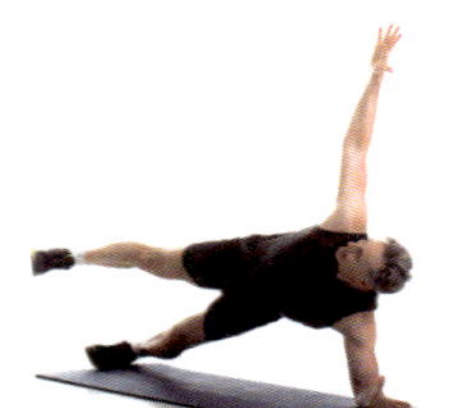	**Seitstütz** • Auf Unterarm • Auf Hand • Mit Rotation • **Mit Beinheben** • Mit Armheben
Bauch • Bauch gerade + schräg • Bauch schräg + tief • Bauch quer + schräg • Bauch gerade + tief • Bauch schräg + quer	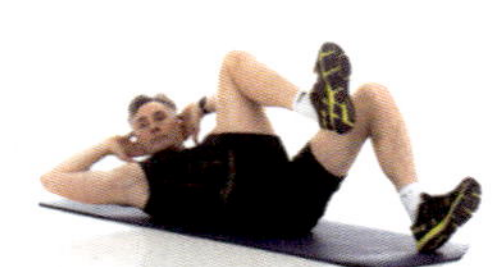	**Crunch** • Großer Käfer • Halbes Klappmesser • **Beine seitlich** • Beckenheben • Twisten
Rücken • Rücken lang + Gesäß • Rücken + Gesäß • Rücken lang + quer • Rücken + Gesäß seitlich • Rücken + Gesäß	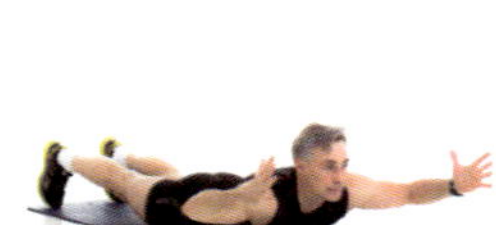	**Bauchlage** • Arme hoch • Beine hoch • **Diagonal** • Ipsilateral • Mit Bewegung
Beine/Gesäß • Beine/Gesäß/Rumpf • Beine/Gesäß/Rumpf • Beine/Gesäß/Schulter • Beine/Hüfte/Gesäß • Beine/Hüfte/Gesäß	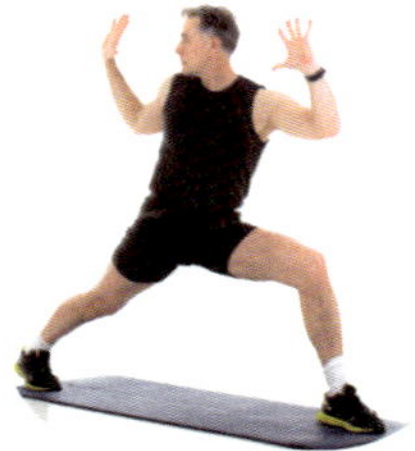	**Kniebeuge** • Mittel + tief • Eng + breit • Mit Seitgrätsche • **Mit Ausfallschritt** • Einbeinig + mittel

→ Kürzere, intensive Einheiten von **20-30** Sekunden je **Stabilisations**-Übung!

→ Korrekte Ausführung bei **10-20** Whg. je **Kraft**-Übung!

③ Top five: Yoga-Übungen

Gelenk-/Muskelbereich	Bild	Asana
Dehnung + Streckung • Bein vorne • Hüfte vorne • Bauch gerade • LWS/BWS/HWS • Brust/Schulter	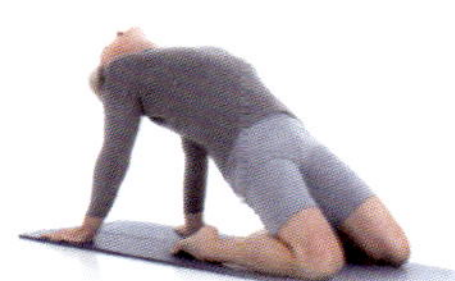	**Kamel** • Sicherer Handstütz • **Gesäß anspannen** • Blick nach oben
Drehung + Aufrichtung • Beine/Gesäß/Hüfte • Gesäß/Hüfte/Rumpf • Hüfte/Rumpf/LWS • Rumpf/LWS/BWS • LWS/BWS/HWS	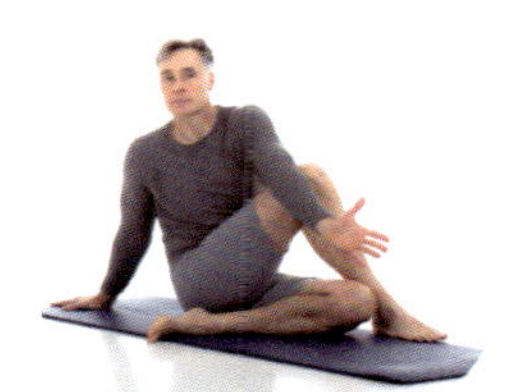	**Drehsitz** • Rücken lang/gerade • Sicherer Armstütz • **Blick nach hinten**
Kräftigung + Drehung • Beine/Gesäß/Rücken • Rücken lang • LWS/BWS/HWS • Arme/Schulter/Brust • HWS/BWS/LWS	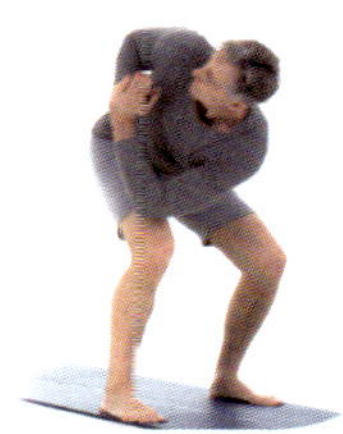	**Gedrehte Gebetshaltung** • Aktive Beckenkippung • **Rücken lang/gerade** • Blick zur Seite
Aufrichtung + Dehnung • HWS/BWS/LWS • Schulter/Brust • Brust/Bauch • Bauch/Hüfte • Hüfte/Beine vorne	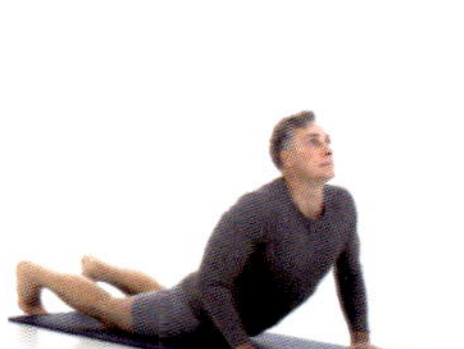	**Kobra** • Sicherer Armstütz • **Gesäß anspannen** • Blick nach vorne
Dehnung + Streckung • Unterschenkel hinten • Oberschenkel hinten • Gesäß/LWS • LWS/Rücken • Rücken/Schulter	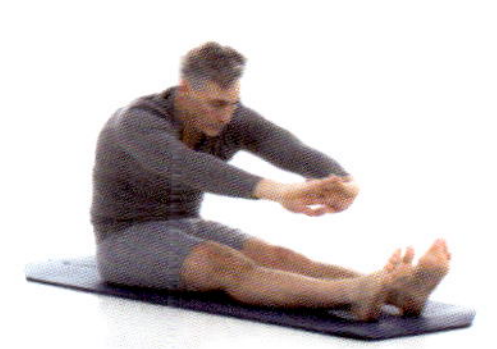	**Vorbeuge sitzend** • **Beine anspannen** • Rücken runden • Blick nach vorne

→ Längere Einheiten von mindestens **60-90** Sekunden je Übung!

→ Mehrere Whg. bei **3-5** Einheiten je Übung

→ Korrekte Ausführung und ruhige Atmung!

3.8 DER GESUNDHEITSSPORTLER

Per Definition umschreibt der Begriff Gesundheitssport den Aufwand an sportlichen Aktivitäten, um einen wirkungsvollen körperlichen wie seelischen Ausgleich gegenüber den Belastungen im Alltag und Beruf zu erzielen.

Als Maßeinheit werden u.a. der Faktor **Zeit** (z.B. 2-3 TE/Woche à 1 Std.) oder der **kalorische Umsatz** (MET als metabolisches Äquivalent) herangezogen.

Auf Grund der oft einseitigen monotonen Belastungen, wie dem Stehen oder dem Sitzen, sollte vorab die allgemeine Bewegungsfreude i.S. von sanftem Ausgleichssport (Joggen, Wandern, Radfahren, Schwimmen) gegenüber einem speziellen Training oder einer passiven Therapieanwendung Vorrang finden.

Ergänzt wird diese Outdoor-Aktivität dann durch Kurse wie z.B. Rücken-Fitness oder Yoga.

Dabei richtet sich innerhalb einer TE der Fokus auf ein sanftes Warm-up (10 - 15 Minuten) sowie auf einen Mix aus Kraftausdauer-, Koordinations- und Beweglichkeits-Übungen.

Gerade der Bereich Beweglichkeit erfährt im höheren Alter eine zunehmende Einschränkung und sollte durch gezielte Yoga-Übungen trainiert werden, auch mit dem Benefit gegenüber (unspezifischen) Rückenschmerzen.

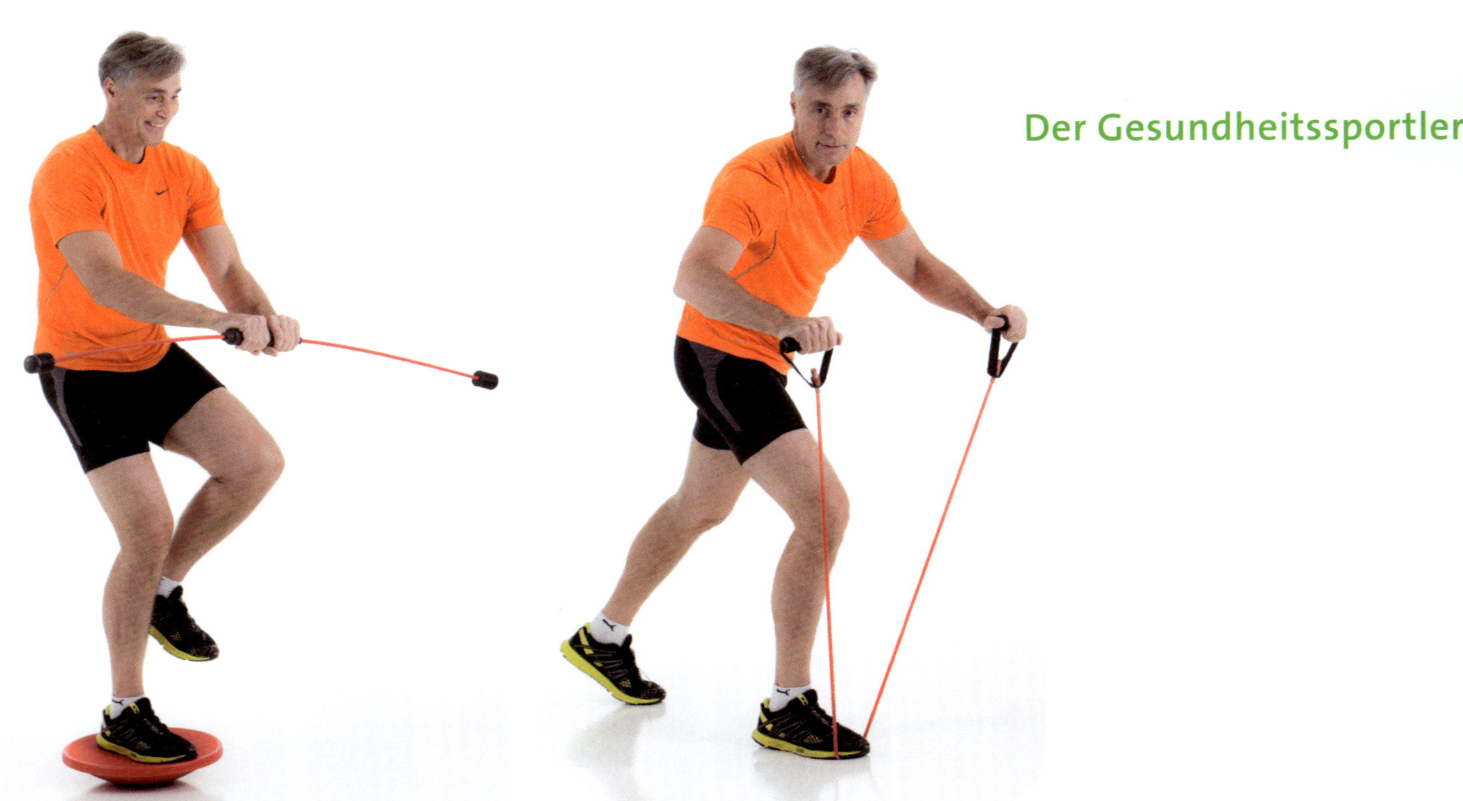

Der Gesundheitssportler

➊ Top five: Warm-up

Gelenk-/Muskelbereich	Bild	Warm-up-Übung
Aufwärmen • Fuß/Knie/Hüfte • Fuß/Knie/Hüfte • Knie/Hüfte/Rumpf • Fuß/Knie/Hüfte • Knie/Hüfte/Rumpf	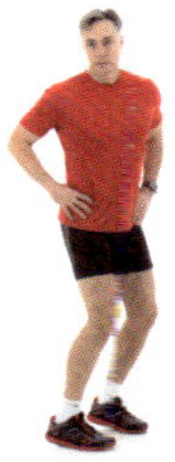 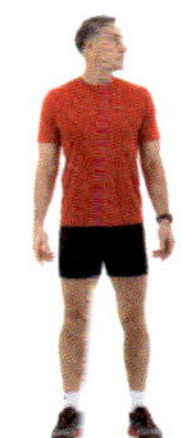	Gehen/Tänzeln • Gehen auf der Stelle • Tänzeln auf der Stelle • **Twisten** • Beidbeinig vor + zurück • Beidbeinig im Wechsel
HWS/Nacken/Schulter • Hals/Nacken • Nacken/Schulter • Schulter/Arme • Arme/Rücken • Schulter/Arme	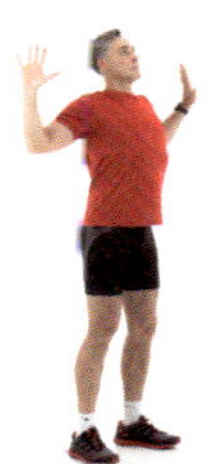	Lockern + Mobilisieren 1 • **Kopf zur Seite drehen** • Schulterrollen • Armkreisen • Armstrecken • Armdrehen
Schulter/BWS/LWS • Brust/Schulter/Rücken • Arme/Schulter/Rücken • Schulter/Rücken/Rumpf • Rücken/Rumpf/Hüfte • Rücken/Rumpf/Hüfte	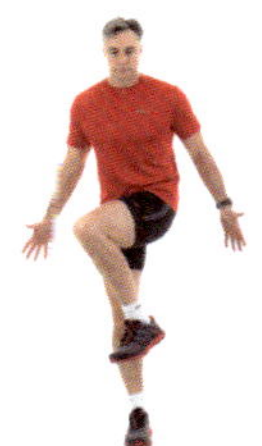	Lockern + Mobilisieren 2 • **Butterfly reverse** • Armziehen + Armstrecken • Oberkörperneigen • Oberkörperstrecken • Oberkörperdrehen
LWS/Becken/Beine • Rumpf/Hüfte • Hüfte/Knie • Hüfte/Knie • Hüfte/Knie • Fuß/Knie/Hüfte		Lockern + Mobilisieren 3 • Hüftkreisen • Beinbeugen • Bein nach außen drehen • **Beine nach innen drehen** • Zehenstand
Rumpf/Hüfte/Beine • Hüfte/Beine • Hüfte/Knie • Hüfte/Knie • Hüfte/Knie/Fuß • Rumpf/Hüfte/Knie/Fuß	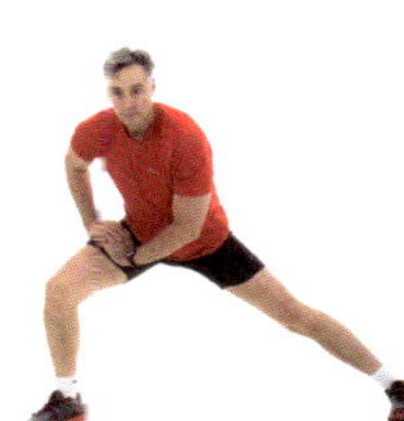	Dynamisches Dehnen • Beinheben • Beinstrecken • Beinfersen • **Seitgrätschen** • Ausfallschritt im Wechsel

→ Kurze Einheiten von nur **5-10** Sekunden bzw. nur **10-15** Whg. je Übungen!

② Top five: Kraft und Stabilisation

Gelenk-/Muskelbereich	Bild	Kraft-Übungen
Ganzkörper 1 • Bein/Hüfte/Schulter • Bein/Hüfte • Bein/Oberkörper/Arm • Oberkörper/Hüfte/Bein • Oberköper/Rumpf/Arm	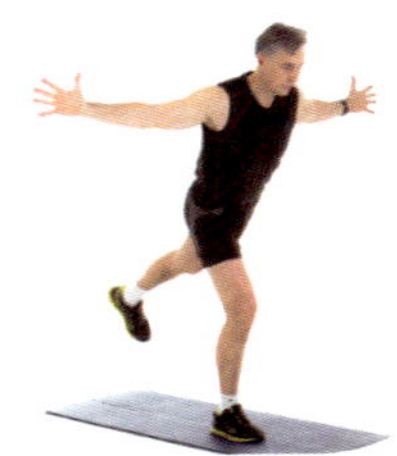	**Einbeinstand** • Einbeinstand + Arme • Einbeinstand + Bein • Einbeinstand + Vorneige • **Einbeinstand + Seitneige** • Einbeinstand + diagonal
Ganzkörper 2 • Beine/Hüfte/Arme • Beine/Hüfte/Rumpf • Beine/Rumpf/Oberkörper • Hüfte/Beine/Fuß • Hüfte/Beine/Fuß	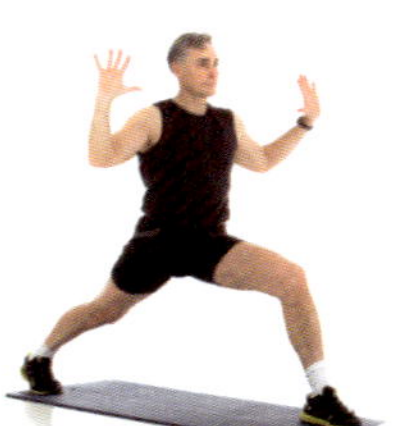	**Ausfallschritt** • **Ausfallschritt + Arme** • Ausfallschritt + Rotation • Ausfallschritt + Seitneige • Ausfallschritt + Ferse • Ausfallschritt + Fußspitze
Ganzkörper 3 • Becken/LWS • LWS/BWS • LWS/BWS/HWS • LWS/BWS/HWS • LWS/BWS/HWS	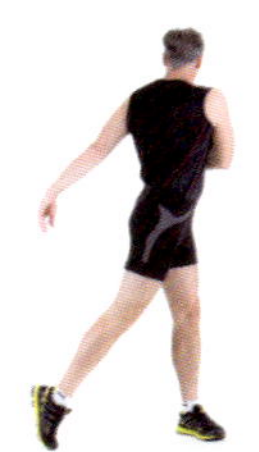 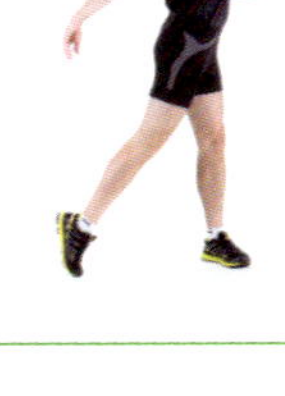	**Aufrechter Stand** • Becken vor + zurück • Oberkörperbeugen • Oberkörperstrecken • Oberkörperneigen • **Oberkörperdrehen**
Bauch • Bauch gerade + schräg • Bauch gerade + schräg • Bauch schräg + tief • Bauch schräg + quer • Bauch gerade + tief	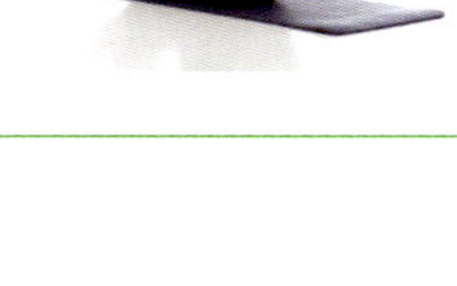	**Crunch** • **Kleiner Käfer** • Großer Käfer • Halbes Klappmesser • Beine nach seitlich drehen • Beckenrollen
Rücken • Gesäß + unterer Rücken • Unterer + oberer Rücken • Unterer + oberer Rücken • Rücken + seitlicher Bauch • Rücken + Hüfte	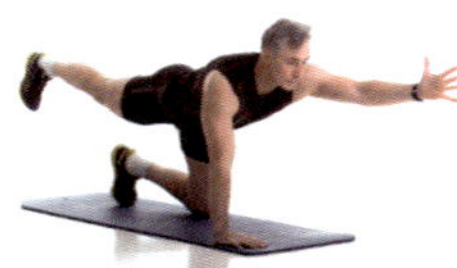	**Vierfüßler** • **Vierfüßler + Bein** • Vierfüßler + Arm • Vierfüßler + diagonal • Vierfüßler + ipsilateral • Vierfüßler + seitlich

→ Kurze Einheiten von **5-10** Sekunden je **Stabilisations**-Übung!

→ Kurze Einheiten von **10-15** Whg. je **Kraft**-Übung!

3 Top five: Yoga-Übungen

Gelenk-/Muskelbereich	Bild	Asana
Dehnung • Unterschenkel hinten • Oberschenkel hinten • LWS/BWS • BWS/HWS • Rücken seitlich	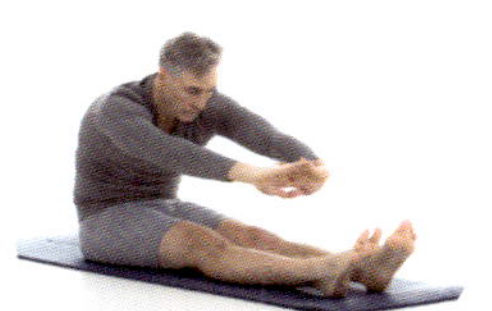	**Vorbeuge sitzend** • **Beine anspannen** • Rücken runden • Blick nach vorne
Dehnung + Mobilisation • Oberschenkel seitlich • Gesäß/Hüfte seitlich • Bauch seitlich + schräg • LWS/Rücken unten • Brust/Schulter	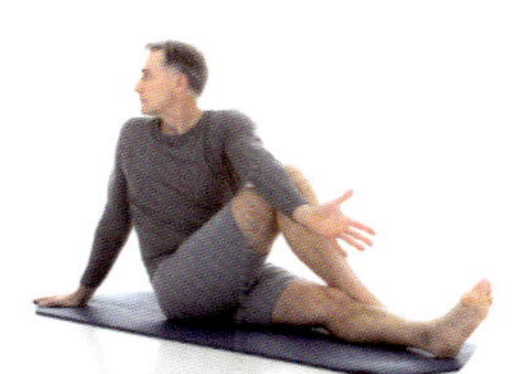	**Drehsitz** • Rücken lang/gerade • **Sicherer Armstütz** • Blick nach hinten
Dehnung + Mobilisation • Oberschenkel seitlich • Gesäß/Hüfte seitlich • Bauch seitlich + schräg • LWS/Rücken unten • Brust/Schulter	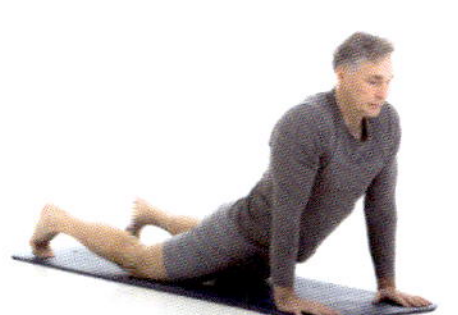	**Krokodil** • Beine seitlich ablegen • Arme seitlich ablegen • **Blick zur Gegenseite**
Dehnung + Mobilisation • Oberschenkel vorne • Hüfte vorne • Bauch gerade • Brust/Schulter • Hals vorne	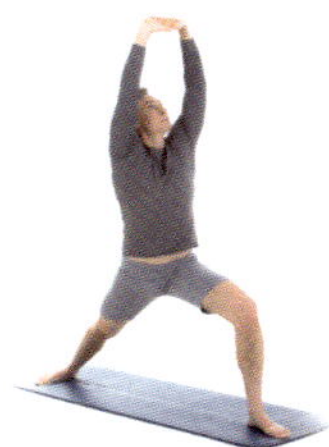	**Kobra** • Gesäß anspannen • **Sicherer Armstütz** • Blick nach vorne
Kräftigung + Aufrichtung • Oberschenkel vorne • Hüfte vorne • Bauch gerade • Brust/Schulter • Rücken seitlich		**Krieger I** • **Gesäß anspannen** • Aktive Aufrichtung • Arme strecken

→ Längere Einheiten von mindestens **60-90** Sekunden je Übung!

→ Mehrere Whg. von **3-5** Einheiten je Übung!

→ Korrekte Ausführung und ruhige Atmung!

ZUSAMMENFASSUNG UND RESÜMEE

Die Auswahl der hier vorgestellten Sportarten erfolgte nach mehreren Gesichtspunkten:

Neben der **Attraktivität** und dem damit verbundenen hohen Stellenwert in der Freizeitszene (z.B. Fußball) sowie im ambitionierten Breitensport (z.B. ½-Marathon-Lauf) galt es, weitere Kriterien, wie die »einseitige« (Dauer-)Belastung auf die **Wirbelsäule** (z.B. Radrennfahren), die »einseitige« (Trainings-)Belastung auf die **Muskulatur** (z.B. Speerwerfen), aber auch die **vorbeugenden** (präventiven) Effekte mit zu berücksichtigen.

Wer heute sein Training, vom Leistungsport bis zum Gesundheitssport, nach den modernen sportwissenschaftlichen Aspekten gestalten möchte, wird die im theoretischen Teil ausführlich dargelegten Gesetzmäßigkeiten berücksichtigen müssen:

- Je explosiver die **Hauptbelastung** (z.B. Sprint) ausfällt, desto sportart-spezifischer ist das **aktive dynamische Warm-up** zu gestalten!

- Je intensiver sich die **Trainingsbelastung** auf nur wenige Muskeln bzw. auf nur eine Armseite (z.B. Handball-Wurf) beschränkt, desto verstärkter sind die ausgleichenden **Kraft-Ausdauer-Übungen** anzuwenden!

- Je notwendiger die **Beweglichkeit** in der jeweiligen Sportart (z.B. Turnen) ist, desto intensiver muss diese mit aktiven wie passiven **Dehn-Übungen** und **Yoga-Einheiten** trainiert werden!

- Je monotoner die **Dauerbelastung** (z.B. Marathon-Lauf) auf Gelenke und Muskulatur einwirkt, desto mehr müssen die ausgleichenden **Fitness-Einheiten** inkl. spezieller **Yoga-Übungen** berücksichtigt werden!

- Je einseitiger die **Belastung im Beruf** (z.B. Sitzen) auch einen negativen Einfluss auf den Haltungsapparat mit sich bringt, desto zwingender ist die regelmäßige Anwendung von **Yoga-Übungen**.

Yoga ist sicherlich kein Allheilmittel.

Aber betrachtet man die Leistungssportszene ebenso wie den präventiven und rehabilitativen Gesundheitsbereich, fällt deutlich auf, dass viele der heute eingesetzten Übungselemente oft aus dem traditionellen Yoga stammen.

So stellt z.B. das **»Beckenanheben in Rückenlage«** (zur Kräftigung der unteren Rücken- u. Gesäßmuskulatur) ebenso ein bekanntes und zweckmäßiges Trainingsmittel dar wie z.B. das **»Beine in Rückenlage seitlich ablegen«** (zur Dehnung der unteren Rücken- u. Gesäßmuskulatur).

Im Yoga sind diese Asanas und deren Wirkungen bereits seit vielen tausend Jahren (!) bekannt und werden mit **»Die Schulterbrücke«** oder **»Das Krokodil«** beschrieben.

Yoga-Übungen im Vergleich zu »ähnlichen« Rücken-Fitness-Übungen

Yoga-Übung (Asana) ⟷ Dehn- u. Kräftigungs-Übung

Katze/Kuh

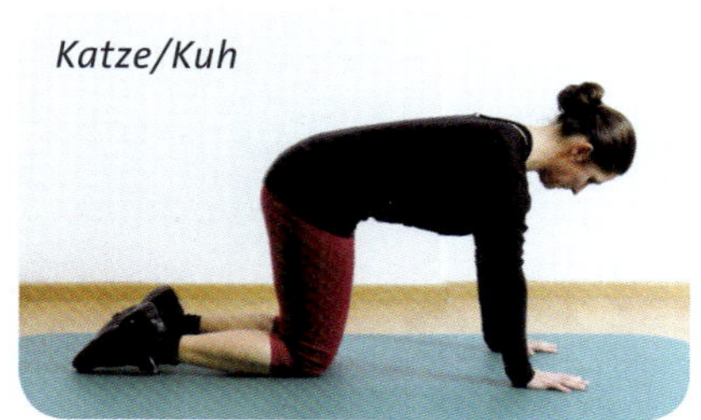

Vierfüßler

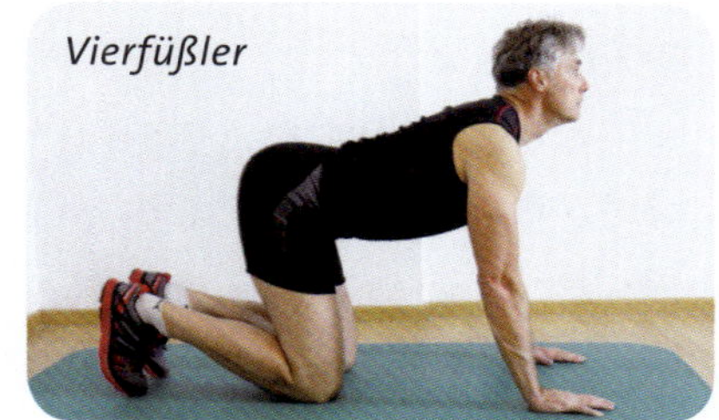

Heuschrecke

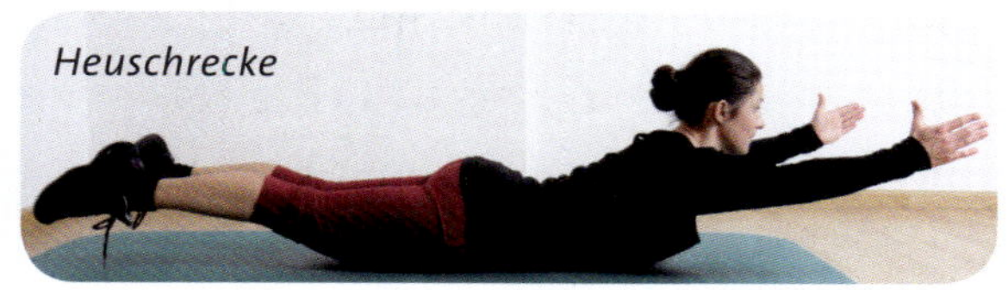

Butterfly reverse

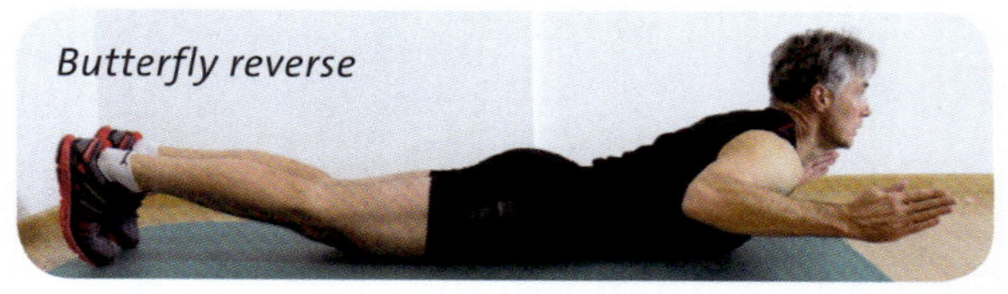

Drache

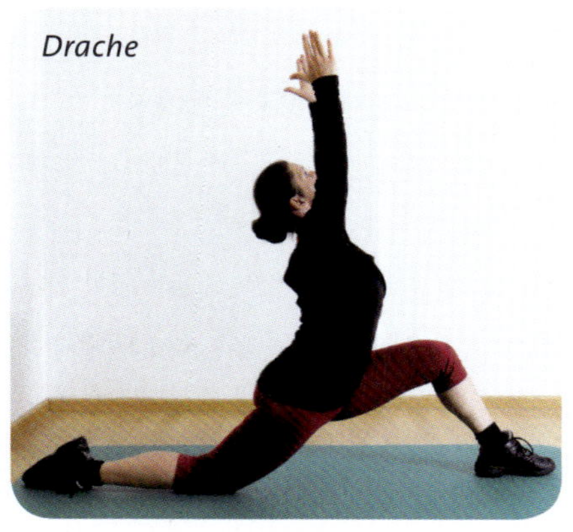

Ausfallschritt klein

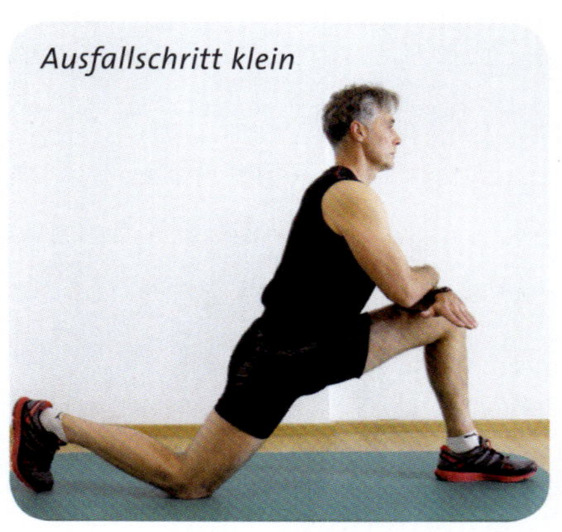

Sprinter

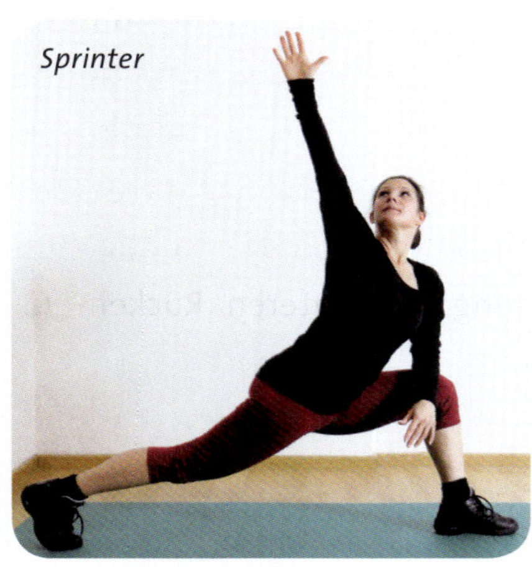

Ausfallschritt groß

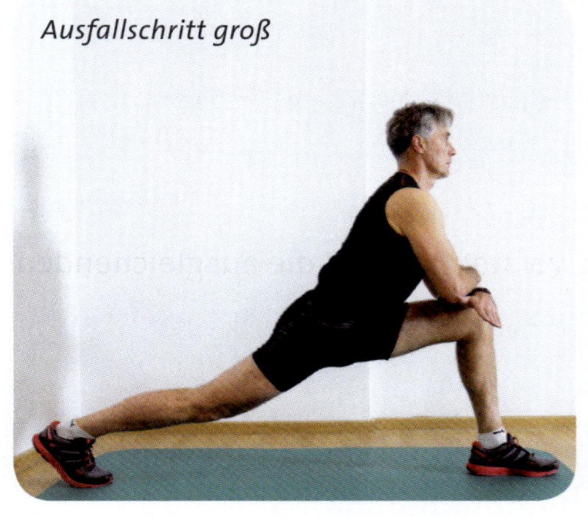

Brett

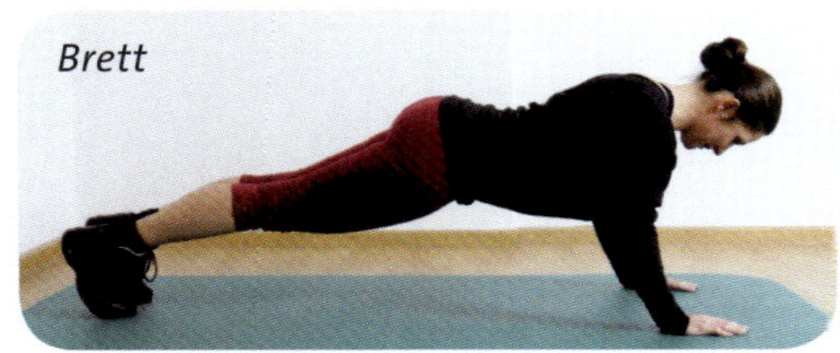

Liegestütz

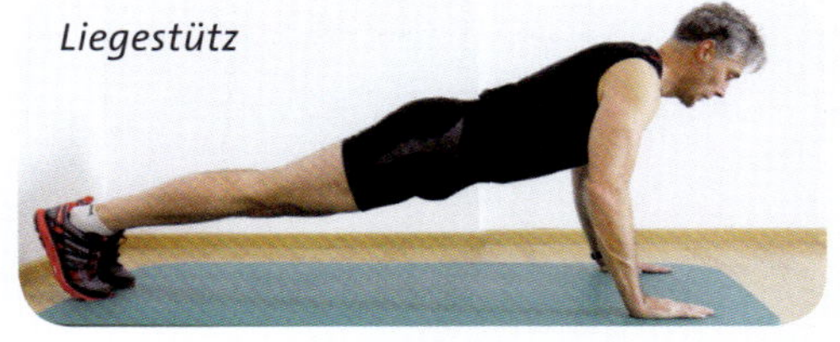

NACHWORT

Wenn es mir und dem Verlag Via Nova gelungen ist, dem Leser einen fundierten wie ebenso interessanten Einblick in das System der Muskulatur und deren Nachbarstrukturen, wie Bindegewebe und Sehnen, zu liefern, ohne die so wichtige wie folgerichtige praktische Anwendung aus den Augen zu verlieren, dann sind wir dem Ziel einen großen Schritt näher gekommen.

Denn nicht nur im Leistungs-, Breiten- und Gesundheitssport, sondern auch im Alltag und im Beruf reagiert das äußerst sensible Organ, die Muskulatur, bereits bei kleineren Über- bzw. Fehlbelastungen.

Wiederholt auftretende Verspannungen, Verhärtungen oder Zerrungen können durchaus auf eine Veränderung der Balance in puncto Kraft und Beweglichkeit (auch bei zu einseitigem Training) hinweisen, ohne dass eine gelenkspezifische (knöcherne) Dysfunktion (z.B. Arthrose) vorliegen muss.

Folglich suchen daher gerade Trainer und Athleten bis dato vergeblich nach eben diesen »ehrlichen« und belegbaren (objektiven) Aussagen, insbesondere zu dem »Phänomen Yoga« inkl. der hilfreichen Anwendertipps.

Diese Lücke konnte und sollte mit unserem umfangreichen Buch **HATHA-YOGA IM SPORT** dahingehend geschlossen werden, dass nicht nur die neuen Erkenntnisse der Muskelforschung (mit der Konsequenz für ein modernes Training) schlüssig erklärt werden, sondern darüber hinaus auch die Auswahl der »besten« Yoga-Übungen und deren richtig gewählter zeitlicher Einsatz ein praktisches Umsetzen enorm erleichtert.

Denn erst mithilfe dieser Kombination aus Hintergrundwissen und eigener positiver Wahrnehmung lassen sich »Zweifler« am leichtesten überzeugen!

Trotzdem empfehle ich für weitere hilfreiche Informationen – gerade für den Bereich Dehnen und Beweglichkeit – die im Anhang genannten Bücher und Studien, welche auch für mich als Autor stets eine aufschlussreiche wie interessante Lern- und Lehrquelle darstellen.

Ihr Christian Koch

GLOSSAR

• Agonist

Jedem Muskel (→ **Agonist**) ist ein Gegen-Muskel (→ **Antagonist**) gegenüber- »gestellt«. Während ein Muskel (z.B. M. bizeps brachii) das Ellenbogen-Gelenk beugt und sich hierfür anspannt bzw. kontrahiert, muss sich sein Gegenmuskel (hier: M. trizeps brachii) entspannen bzw. darf sich nicht ebenfalls anspannen.

Dieses selbstverständliche Wechselspiel von Anspannung (Agonist) und Entspannung (Antagonist) ermöglicht die natürliche Abfolge von Bewegungen und wird u.a. über die Rezeptoren der **Muskelspindeln** im Rahmen des **poly-synaptischen Reflexbogens** gesteuert.

• Aktin

Innerhalb eines **Sarkomers** sind jeweils **6** dünnere Eiweiß-**Aktin**-Filamente, mit einer Dicke von ca. 4-8 nm und einer Länge von ca. 1,2 µm, an den beiden **Z-Streifen** befestigt und strahlen – ähnlich den Borsten einer Zahnbürste – zur Mitte hin. Mit ihrer hexagonalen Anordnung umschließen diese dabei je **ein** Eiweiß-Filament (→ **Myosin**).

Für eine Kontraktion »docken« die Myosin-Köpfchen an den in sich verdrehten Aktin-Filamenten (→ Helix-Form) an und ziehen diese (über die »Köpfchen-Kippbewegung«) zur Mitte hin zusammen.

Mit dieser »Tauzieh-Aktion« verkürzt sich das einzelne Sarkomer (~ 2,5 µm) um (minus) -1% bzw. auf nur 2,475 µm (- 0,025 µm).

Durch die Tatsache, dass pro Sekunde(!) ca. 50-100 dieser Kippbewegungen erfolgen, ergibt sich jedoch eine »größere« Sarkomer-Verkürzung (- 30%) auf bis zu < 1,75 µm. Jede einzelne Verkürzung aller hintereinanderliegenden Sarkomere (bzw. der **Myofibrille**) liefert in der Summe dann die eigentlich »sichtbare« (größere) Muskelverkürzung.

• Aktives Dehnen

Dieser Begriff beschreibt alle aktiven Maßnahmen, welche den Zielmuskel mithilfe des Einsatzes seines Gegenmuskels (→ **Antagonist**) in die Länge führen.

Durch die weiträumige Bewegung der Arme nach hinten-außen, welche u.a. mithilfe der queren Rückenmuskulatur erfolgt, kommt es zu einer (kurzzeitigen) Dehnung der Brust- und vorderen Schultermuskeln (→ **Agonist**).

Diese aktive Dehntechnik wird auch als dynamisches (ballistisches) Dehnen oder als **Schwunggymnastik** beschrieben und kommt vor allem im Vorfeld explosiver Bewegungshandlungen (z.B. Sprint) zum Einsatz.
Das aktive Dehnen darf jedoch nicht mit der »veralteten« Zerrgymnastik gleichgesetzt werden, sondern spiegelt immer eine kontrolliert dynamische Bewegungsausführung wider.

• Aktive (Muskel-)Spannung

Gegenüber der Ruhespannung, die erst mit zunehmender Dehnung stetig ansteigt (→ **Dehnungs-Widerstands-Kurve**), stellt die aktive Muskelspannung den Wert dar, in welchem der Muskel die größte Kraft entfalten kann.

Je größer die Überlappungsfläche von Aktin zu Myosin ausfällt, desto höher die Kraftentwicklung!

In der Praxis zeigt sich dies bei einer maximalen isometrischen Anspannung z.B. des

Oberarmmuskels (M. bizeps brachii) bei einem Ellenbogen-Winkel von ca. 90 Grad (siehe: Klimmzug haltend).

Ein sehr kräftig trainierter (hypertropher) Muskel entwickelt folglich auch eine leicht erhöhte Ruhespannung, bedingt durch mehr Anteile an Titin-Filamenten.

Der Sportler empfindet dies z.B. mit: »Es zieht bei einer Dehnung mehr«.

Während in Ruhe die Sarkomer-Länge ca. 2,5 µm beträgt, zeigt sich für eine optimale aktive Spannung eine Länge von ca. 2,0-2,2 µm als »günstiger«.

Hier beträgt zum einen der Abstand von Aktin zu den Myosin-Köpfchen nur 4-5 nm. Zum anderen besteht bei dieser leicht verkürzten Sarkomer-Position die größere Überlappungsfläche von Aktin und Myosin.

Beide Faktoren zusammen ergeben die optimale Ausgangslage für die Brückenbildung der Myosin-Köpfchen zu Aktin und infolgedessen die größte (isometrische) Kraftentwicklung.

Diese Erkenntnisse lassen sich aber nur bedingt auf den Sport verallgemeinern.

Da gerade der intensive Leistungssport eine sogenannte »sportart-spezifische« und somit »funktionelle« Muskellänge entwickelt bzw. benötigt, wäre es nicht korrekt, generell von »verkürzten« Muskeln zu sprechen (→ Radfahrer vs. Turner).

Für die dynamische Kraft (z.B. Ausholbewegungen im Speerwurf) bedient sich der Athlet der vorteilhaften Wirkung des Vordehnungs-Prinzips, auch als **Dehnungs-Verkürzungs-Zyklus** (DVZ) beschrieben.

• Analysatoren

Damit der Mensch bewusst seine Umwelt meistert, stehen ihm eine Vielzahl unterschiedlicher »Messfühlerchen« zur Verfügung. Zu diesen Analysatoren, welche die unendliche Flut aus (Umwelt-)Reizen (~ 10^9 bit/s) aufnehmen und (gefiltert) weiterleiten, gehören neben den fünf großen Sinnen (→ Auge, Ohr, Haut, Mund, Nase) die »tiefer gelegenen« Sensoren im Innenohr (→ vestibuläres System) und an den Muskeln, den Sehnen, den Bändern und den Gelenkskapseln (→ kinästhetisches System).

Die Aufnahme der Informationen durch die jeweiligen Sinnesorgane sowie die Weiterleitung u.a. an das Gehirn (→ ZNS) wird als **Afferenz**, die Reaktion i.S. einer Muskel-Antwort als **Efferenz** (→ Re-Afferenz) bezeichnet.

• Anspannungs-Entspannungs-Dehnen (AED)

Die Schutzmechanismen der **Spindeln** verhindern u.a. Verletzungen bei einer zu starken wie plötzlichen Muskel-**Dehnung** oder einer zu intensiven Muskel-**Anspannung**. Erfolgt im Vorfeld der Dehnmaßnahme eine willentlich ausgeführte intensive (isometrische) Kontraktion von einigen Sekunden, wird über die **Sehnen-(Golgi-)Spindeln** per reflektorischer Antwort eine (kurzzeitige) Entspannung des Muskels (→ **autogene Hemmung**) ausgelöst.

Die anschließende Dehnung kommt damit wirkungsvoller zur Geltung.

Auch wenn diese reflektorische Hemmung nur wenige Zehntelsekunden anhält, wird diese Technik (neben der Physiotherapie) im Sport vor allem in der Cool-down-Phase gezielt eingesetzt, um u.a. das Körper(Muskel)-Gefühl und die Entspannungsfähigkeit zu schulen. Die genannte Dehntechnik wird auch als **CHRS**- oder als **PIS**-Methode umschrieben.

• Antagonist (Ant-Agonist)

Siehe Agonist.

• Asanas (Yoga)

Die drei Bereiche, die im Yoga »vereint« werden, sind die körperlichen Übungen, die sogenannten Asanas, in Kombination mit der Atmung sowie der geistigen Ebene. Die vielen Übungen (als Einzelübung oder in Abfolge wie z.B. »Der Sonnengruß«) erfolgen in einer ruhigen und konzentriert fließenden Ausführung.

Durch die übergeordnete Position der körperlichen Ebene bewirken diese eine Verbesserung der Balance von Kraft und Beweglichkeit sowie der (intra- u. inter-muskulären) Koordination bzw. des Gleichgewichts.

Der nachweislich tonussenkende Effekt dieser Asanas sollte daher stets **nach** einem »harten« Training bzw. als Ausgleichstraining für »einseitige« Sport-Belastungen (z.B. Marathonlauf) seine Anwendung finden.

• Bänder

Ähnlich wie die Sehnen bestehen auch die Bänder aus kollagenen Fasern.

Der parallele Verlauf dieser elastischen Fäden zeigt in Ruhe bzw. bei niederer Belastung ebenso eine leichte Wellenform, die u.a. für die Gelenksicherung bedeutend ist. Dadurch dass die Bandstrukturen (z.B. Seiten- u. Kreuzbänder am/im Knie) das Gelenk fixieren, wäre es »unsinnig«, diese intensiv zu dehnen.

Sehr deutlich wird diese sichernde Bandfunktion am oberen Sprunggelenk.

Wiederholte Distorsionen (Inversions-Trauma i.S. des Umknickens) können dazu führen, dass das OSG weniger stabilisiert wird, eben weil hier vor allem Anteile der äußeren (drei) Bänder »ausgeleiert« wurden.

• Bindegewebe (Faszie)

Das Bindegewebe stellt einen Dachbegriff für viele verschiedene Arten dar.

Die für den Sport, das Yoga und den Bereich der Physiotherapie interessanten Bindegewebsformen sind das faserige, straffe Bindegewebe der **Sehnen** und **Bänder** (→ geformte-parallele Anordnung) und die Netzhäute der **Faszien**, die um und über dem Muskel (→ ungeformt-gekreuzte Anordnung) liegen.

Der Anteil an Bindegewebe, welches den gesamten Muskel (→ **Epimysium**), dessen viele Muskelfaserbündel (→ **Perimysium**) und jede einzelne Muskelfaser (→ **Endomysium**) wie ein »Nylonstrumpf«ummantelt, beträgt rund 10%.

Dieses hoch-elastische Gewebe setzt sich aus den Zellen, der extrazellulären Matrix (EZM) und den Kapillaren zusammen.

Das Bindegewebe besitzt dabei viele Aufgaben (→ Schutz-, Stütz-, Abwehr-, Transport- u. Informations-Funktion) und darf nicht nur auf die Übertragung der Muskelkraft (→ Endomysium > Sehne > Knochen) alleine reduziert werden.

• Contract-Hold-Relax-Stretch (CHRS)

Diese Dehntechnik (kontrahieren-halten-entspannen-dehnen) entspricht dem **AED**-Prinzip und bedient sich der reflektorischen Entspannung (→ **autogene Hemmung**), ausgelöst über die **Sehnenspindel**-Funktion.

Neben einer zu starken Dehnung verursacht ebenso eine starke Anspannung der Muskulatur einen Zug auf die Sehne.

Um eine Verletzung der Sehne zu verhindern, befehligen die Sehnenspindeln folglich eine Entspannung der Muskulatur. In dieser »künstlich« relaxten Situation lässt sich der Muskel noch besser in die (sanfte) Dehnung führen.

Eine weitere Umschreibung hierfür ist das **post-isometrische Stretching** (PIS).

• Creeping

Das langsame zeitversetzte Zurückkriechen bezieht sich (neben der Gitterform des Bindegewebes) vorrangig auf die **Sehnen-Fibrillen**. In Ruhe und unter dynamischen Belastungen zeigen diese kollagenen Sehnenfäden eine leichte Wellenform. Diese gewellte Struktur ist für die Übertragung der Kräfte vom Muskel an den Knochen äußerst wichtig. Durch langanhaltende Zugreize (z.B. passives Dehnen) werden dabei die Sehnenfibrillen in eine »gestraffte« Position geführt, welche für wenige Minuten Dauer anhält, bevor diese wieder langsam zurückkriechen. Folglich hat sich der Abstand von Ursprung zu Ansatz wegen dieser Sehnenstraffung um einige Prozent verlängert, mit der Folge, dass man sich einerseits beweglicher fühlt, auch weil der Muskeltonus herabgesetzt wurde (→ positive Effekte).

Andererseits können jedoch gerade intensive/explosive Muskelkontraktionen (z.B. beim Niedersprung oder VB-Block) in diesem kurzen Zeitraum (wegen des Verlustes der Wellenform) nicht optimal übertragen werden, z.B. mit der Gefahr einer Muskel-Verletzung (→ negative Effekte).

• Dehnen

Der Begriff Dehnen assoziiert im Sport das »In-die-Länge-Ziehen« einzelner oder mehrerer Muskeln. Durch die Ausrichtung in longitudinale Richtung werden Ursprung und Ansatz des Muskels voneinander entfernt.

Erfolgt diese Maßnahme ohne aktiven Einsatz der Gegenspieler, sondern mithilfe eines Partners oder an der Wand stehend (z.B. Armrückführung), spricht man vom **passiven Dehnen** bzw. **Stretching**.

Werden jedoch die Arme durch die Anspannung der Gegenspieler (hier: quere Rückenmuskeln) nach hinten-außen geführt, spricht man von einer **aktiven Dehnung** der Schulter-/Brustmuskulatur.

Beide Varianten können sowohl ohne Bewegung, also statisch-isometrisch bzw. haltend, als auch mit (kontrollierter) Bewegung (dynamisch) ausgeführt werden.

Die »Einwirkzeit« reicht dabei von wenigen Impulsen bzw. Wiederholungen (→ aktive dynamische Dehnung i.S. der Schwunggymnastik) bis hin zu langen Dehnzeiten von > 10-30 Sekunden (→ passiv-statisches Dehnen).

• Dehnschmerz-Toleranz

Nicht nur im Sport, sondern auch im Alltag bzw. in Ruhe versucht man (z.B. seitens des Arztes) das subjektive Schmerzempfinden des Betroffenen (z.B. seinen Kopf- oder Rückenschmerz) mithilfe eines objektiven Messwertes genauer bestimmen zu können.

Hierbei hat sich die Schmerz-Skala von 1-10 (→ **VAS** für Visual Analog Scale) sehr bewährt. Der Patient gibt – neben weiteren wichtigen Angaben – hier den numerischen Grad der Schmerzausprägung (→ von 1 = ganz leicht bis 10 = extrem) an.

Auch beim Dehnen/Stretching kann diese Skalierung helfen, die »richtige« und vor allem individuelle Dosierung zu finden (< 5 = »angenehmes Ziehen«).

Dieses Gefühl verändert sich jedoch bei wiederholter wie langanhaltender Dehnung.

Bedingt durch die gestraffte Ausrichtung der Sehnen- (u. Band-)Fibrillen in Kombination mit der stetig abnehmenden Muskelaktivität (hier: reflektorische Gegen-Kontraktion bei Muskel-Dehnung) steigt die **Dehnschmerz-Toleranz**. Man erreicht eine größere Position bei gleichem Wert.

Insbesondere im Yoga mit seinen sehr langandauernden (»Der Lotus-Sitz«) wie in sich wiederholenden (»Der Sonnengruß«) **Asanas** kommt dieser Effekt sehr gut spürbar zur Geltung.

Man bewertet die gleiche Ausgangsposition nur noch mit einem niederen Wert (z.B. < 3 statt 5).

• Dehnungs-Widerstand

Beginnt man sich und seine Muskulatur zu dehnen, so entwickelt diese zu Beginn einen leichten **Dehnungs-Widerstand**. Mit zunehmender Dehnung nimmt der Widerstand zu und erfährt gegen Ende der subjektiv noch tolerierbaren Endposition einen steilen Anstieg. In der Praxis äußert sich dies i.d.R. mit einem stärker werdenden Ziehen bzw. einem zunehmenden **Dehnschmerz**, der nicht durch z.B. ruckartige Manöver (wie nach vorne Wippen im Sitzen) »übersprungen« werden soll. Dehnen (ob aktiv, passiv oder im Yoga) sollte einem daher immer das Signal »es zieht angenehm« (VAS < 5) liefern.

• Dehnungs-Verkürzungs-Zyklus (DVZ)

»Je weiter ein Muskel (direkt vor der konzentrischen Anspannungs-Phase) vorgedehnt wird, desto länger der Weg des Zusammenziehens«!

Nach diesem **»Vor-Dehnungs-Prinzip«** erfolgen alle Übungen, in denen durch eine raumgreifende Ausholbewegung mehr Kraft entwickelt werden soll.

Ob die Wurfbewegung im Speerwurf, die Ausholbewegung im Tennis oder im Golf sowie die tiefe Abfahrtshocke im Ski-Weitsprung, alle **»a-zyklischen«** Bewegungshandlungen profitieren von dem Wirkungsprinzips des **Dehnungs-Verkürzungs-Zyklus** (DVZ).

Somit macht es Sinn, gerade bei diesen explosiven Sportbewegungen im Vorfeld das aktive Dehnen i.S. der Schwunggymnastik vorzuschalten.

Hierbei erfolgt zum einen eine Art »Trockenübung«, welche die anstehenden Bewegungsmuster simuliert. Zum anderen bleibt der dafür so wichtige Muskeltonus erhalten bzw. wird leicht angehoben, auch weil die Wellenform der Sehnen erhalten bleibt.

• Desmin

Für den stets gleichen Abstand von einem **Sarkomer** zu seinen umliegenden Nachbar-Sarkomeren innerhalb einer Myofibrille sorgen die dünnen **Desmin**-Filamente, welche im Bereich der **Z-Scheiben** als Querverbindung bzw. als »Abstandshalter« verlaufen.

• Detonisierung

Während durch gezielte aktivierende Übungen (z.B. Steigerungsläufe oder Stütz-/Stemm-Übungen) der **Muskeltonus** signifikant erhöht wird, um die Leistungsbereitschaft im Muskel zu steigern, helfen ebenso de-aktivierende Übungen, den Tonus wieder zu senken.

Durch vor allem langandauernde Dehnreize (→ **passives Dehnen** oder **Yoga**) lässt sich die Aktivität im Muskel (→ **Ruhe-Tonus**) gerade nach einer intensiven Trainingseinheit wirkungsvoll herabsetzen.

• Ein-gelenkige Bewegungen (Übungen)

Im Alltag wie im Sport lassen sich die **ein-gelenkigen** von den **zwei-** bzw. **mehr-gelenkigen** Bewegungen unterscheiden. Während ein-gelenkige Übungen (z.B. Knie-Strecken im Sitzen) nur jeweils wenige Muskeln, welche das Gelenk führen (M. quadrizeps femoris), in ihrem »kleineren« Aktionsradius isoliert trainieren (→ unfunktionelle Bewegung), benötigen demgegenüber die mehr-gelenkigen Übungen (z.B. Kniebeuge) ganze Muskelketten bzw. Muskelschlingen (funktionelle Bewegung).

Zusätzlich werden hierbei die rumpf-stabilisierenden Muskeln mit trainiert sowie alltags- wie sportart-typische (meist vertikale) Bewegungsmuster geschult.

Viele dieser »raumgreifenden« (mehrgelenkigen) Bewegungshandlungen kommen auch im Yoga (z.B. »Der Krieger«) gezielt und funktionell zum Einsatz.

• Endomysium

Wie der gesamte Muskel wird auch jede einzelne **Muskelfaser** (→ Muskelzelle) von einer elastischen Haut, dem **Endomysium**, überzogen. Diese straffe Hülle umschließt somit viele Myofibrillen und bündelt diese zu einer einzelnen Muskelfaser. Neben der Schutzfunktion und der Kraftübertragung an die Sehnen können dadurch die einzelnen Fasern auch besser nebeneinander und zueinander gleiten (→ inter-muskuläre Aktion).

• Epimysium

Der komplette Muskel, bestehend aus vielen **Muskelfaserbündeln**, wird ebenso durch einen sehr straffen Bindegewebsstrumpf, dem **Epimysium**, auch als Muskelfaszie beschrieben, zusammengehalten.

Alle Bindegewebshüllen (von Endo-, Peri- bis zu Epimysium) strahlen am Ende in die **Sehnen-Fibrillen** ein und leiten die Muskelkontraktion und damit die Kraft wirkungsvoll an den Knochen i.S. einer Gelenksbewegung weiter.

• Hysterese

Dieser Begriff beschreibt in der Mechanik die nur bedingte, also nicht vollständige Rückbildung eines »gestressten« Materials in seine Ausgangslänge bzw. Ursprungsposition.

Anhand einer **Dehnungs-Spannungs-Kurve** lässt sich ein etwas niedriger Kurvenverlauf erkennen.

Dieses Phänomen tritt auch bei der Muskelspannung vor allem nach intensiver Dehnung auf und ist u.a. auf die »gestrafft«Sehnenstruktur zurückzuführen (→ **Creeping**).

• Kinästhesie

Auch als Bewegungsempfinden übersetzt steht dieser Dachbegriff für alle Reize, die tieferliegend von den **Propriozeptoren** an Muskeln und Sehnen sowie oberflächlichliegend u.a. von der Haut aufgenommen werden.

Vereinfacht gesagt stellt das kinästhetische Empfinden ein **»Hineinfühlen«** von räumlich wie zeitlich sich verändernden Situationen während einer Bewegungsausführung dar.

Sowohl »extreme« Bewegungshandlungen (z.B. der Doppel-Salto) als auch »ruhigere« Übungen wie der barfüßige Einbeinstand (»Der Baum« im Yoga) benötigen hierzu gleichwohl alle genannten Sinne, um sicher zu landen bzw. sich in der Balance halten zu können.

• Matrix (EZM)

Die drei Bestandteile des Bindegewebes sind die Zellen, die Kapillaren und die extrazelluläre **Matrix** (EZM). Über die Kapillaren wird das nährstoff- und sauerstoffreiche Blut durch den Filter der Matrix geschleust, wobei diese »entscheidet«, welche Bestandteile zur Zelle hin gelangen.

Ihre Struktur zeigt sich sowohl parallel (→ **Sehnen, Bänder**) als auch gekreuzt (→ **Faszien**).

• Mehr-gelenkige Bewegungen (Übungen)

Die meisten Alltagshandlungen stellen sogenannte **mehr-gelenkige** (→ komplexe, funktionelle) Bewegungen dar (z.B. Treppensteigen, Aufstehen und Drehen aus dem Sitzen).

Auch im Sport dominiert eine Vielzahl an (statischen wie dynamischen) Bewegungsmustern (z.B. Unterarmstütz oder Block-Sprung am VB-Netz).

Hierbei müssen viele Muskeln bzw. Muskelketten, die folglich mehrere Gelenke »überspannen«, bestimmte Bewegungen (meist synergistisch) ausführen.

Gerade im Krafttraining sollten daher mehrgelenkige Übungen (z.B. Squats) und **ein-gelenkige** Übungen (z.B. Knie-Strecken) zum Einsatz kommen.

Der Vorteil bei ein-gelenkigen, isolierten Übungen besteht einerseits in einer intensiveren Trainingsreizung von wenigen Muskeln.

Der Nachteil liegt andererseits in einem »fremden« oder unfunktionellen Bewegungs-Muster mit fehlendem Transfer zu den i.d.R. »raumgreifenden« mehr-gelenkigen Sport-Handlungen.

Auch im Yoga werden überwiegend diese »großen« Bewegungsradien über mehrere Gelenke i.S. von funktionellen Übungen angewendet.

• Mono-synaptischer Reflex (Eigenreflex)

Der einzige klassische Eigenreflex ist der sogenannte Dehnungsreflex (bzw. i.S. der Reaktion auf die Dehnung eher Kontraktionsreflex).

Die **Muskelspindel** reagiert bei einer zu starken wie zu plötzlichen Dehnung der Muskeln als Schutz mit einer reflektorischen (Gegen-) Anspannung.

Dadurch, dass die Muskelspindel (als Rezeptor) direkt im Erfolgsorgan liegt und per Reflex die Muskulatur kontrahiert (Dehnungs-Bremse), spricht man hier von einem **mono-synaptischen Eigenreflex**.

Ein bekanntes Beispiel ist die (künstliche) Dehnung des Knie-Streckers im Sitzen durch Beklopfen der Knie-Strecker-Sehne mit der Folge einer reflektorischen Anspannung, sichtbar als Zucken des Beines nach vorne.

Sind jedoch Rezeptor und Erfolgsorgan getrennt bzw. sind mehrere Synapsen hintereinandergeschaltet, wird dies als **poly-synaptischer Fremdreflex** (→ **reziproke Antagonisten-Hemmung**) bezeichnet.

• Muskel (Skelettmuskulatur)

Der Muskel, wie wir ihn oberflächlich sehen und aktivieren können, stellt die Summe aus vielen einzelnen Muskelfaserbündeln (Faszikeln), deren vielen einzelnen Muskelfasern (Muskelzellen) sowie deren einzelnen Myofibrillen dar. Diese hierarchische Anordnung (von groß nach klein; auch Enkapsis-Prinzip genannt) findet man z.B. auch in dem dicken Stahlseil einer Gondelbahn. Nicht ein durchgehendes Material (z.B. Aluminiumrohr), sondern der Zusammenschluss von vielen einzelnen Stahldrähten über ein dickes Stahlbündel bis hin zum eigentlichen Stahltross liefert am Ende eine enorm hohe Belastbarkeit.

Der Muskel besteht zusätzlich aus den Nerven, den Blutgefäßen (Kapillaren) und den Bindegewebshäuten mit einem Gesamtanteil von bis zu 15%.

Jeweils am Ende des Muskels laufen dessen Fasern inkl. des Bindegewebes in die Sehnen über, welche die Kraft an den Knochen übertragen.

Die dabei dem Körper nähergelegene »Muskel-Sehnen-Knochen-Stelle« wird Ursprung (punctum fixum), die entferntere Ansatz (punctum mobile) genannt.

Die Zugrichtung bei einer Gelenkbewegung erfolgt somit i.d.R. stets in Richtung Ursprung (zum Körper hin; z.B. Beinheben beim Treppensteigen).

• Muskelfaser

Jede einzelne Muskelfaser, auch Muskelzelle genannt, besteht aus bis zu 1.000 eng nebeneinanderliegenden **Myofibrillen**, den kontraktilen Einheiten, die durch das **Endomysium** zusammengehalten werden. Ihr Durchmesser beträgt ca. 10-100 µm, während die Länge – je nach Muskel – sich auf bis zu 30 cm belaufen kann (z.B. M. sartorius). Ca. 10-50 dieser einzelnen Muskelfasern werden wiederum durch eine straffe Haut, dem **Perimysium**, zu einem dickeren Muskelfaserbündel oder einem Muskelfaszikel (Durchmesser ca. 100 µm) zusammengefasst. Zuletzt ergeben viele dieser Muskelfaser-Bündel, welche von dem **Epimysium** ummantelt werden, den eigentlichen Muskelbauch.

• Muskelkater (englisch: Delayed Onset Muscle Soreness-DOMS)

Bis in die 80er Jahre galt die Vermutung, dass für das schmerzhafte Ziehen in bestimmten Muskelgruppen gerade nach einem »harten« Training die Übersäuerung im Blut (→ erhöhte Laktat-Werte) verantwortlich sei.

Durch die detailgenauere Inspektion der Muskulatur (siehe: Titin) konnte jedoch aufgezeigt werden, dass dieser **Muskel-Katarrh** auf kleinste Einrisse bzw. Mikroläsionen an den Ansatzstellen der **Aktin**-Filamente zu den **Z-Scheiben** (mit einer begleitenden Entzündungsphase) zurückzuführen ist.

Insbesondere exzentrische Belastungen (z.B. Nieder-Sprünge/Drop Jumps oder Bergabgehen) sowie ungewohnt hohe wie intensive Sportbelastungen (z.B. erstmaliges Krafttraining) lösen diese Mikrotraumata verstärkt aus.

• Muskelspindeln

Diese spindelförmigen Rezeptoren liegen **parallel** zu den Muskelfasern und sind in einer Bindegewebskapsel eingebettet, die dabei ca. 2-10 einzelne Muskelzellen versorgt. Erfolgt eine (intensive) statische wie dynamische Dehnung der Muskulatur, reagieren die Muskelspindeln bzw. deren sensiblen Ia-Fasern mit einer **Kontraktion** und funktionieren somit – im Gegensatz zu den **Sehnenspindeln** (Muskelspannung) – wie eine Kontrollstation für die »richtige« **Länge** des Muskels. Der Schwellenwert, der diese **»Dehnungs-Bremsfunktion«** reflektorisch aktiviert, liegt – im Vergleich zu den Sehnenspindeln – niedriger, so dass bereits eine geringere Muskeldehnung (u. Dehngeschwindigkeit) sofort registriert wird. Um diese Gegenkontraktion »zu unterwandern«, sollte daher die (passive) Dehnung auf den Muskel stets sehr langsam stattfinden.

Die 2. wichtige Aufgabe der Muskelspindeln besteht – im Rahmen des **poly-synaptischen Reflexbogens** – in der **reziproken Antagonisten-Hemmung**.

Während der Dehnung (z.B. Beinrückseite) kann bewusst der Gegenmuskel (hier: Beinvorderseite) isometrisch angespannt werden, mit dem Vorteil einer effektiveren Dehnung, weil »besser« (reziprok) entspannt werden muss.

• Muskeltonus

Der Muskeltonus, auch Muskelgrundspannung genannt, beschreibt die auch in Ruhe bestehende geringfügige Aktivität der Muskelfasern.

Diese »Bereitschaft« i.S. eines niedrigen Dauerspannungszustands ist gerade für reflektorische Schutzmechanismen wichtig (→ Reflextonus).

Gesteuert bzw. überwacht wird die Muskelspannung – neben **Titin** und den **Muskelspindeln** – von den **Sehnenspindeln**, welche jede Veränderung mit einer ausgleichenden (Gegen-) Entspannung beantworten.

Innerhalb eines Sarkomers zeigt sich (gegenüber der Ruhelänge von 2,5 µm) jedoch bei nur ca. 2,0-2,2 µm der »optimale« aktive Spannungswert.

Dies zum einen deshalb, weil in dieser Position die größte Überlappungsfläche von den **6 Aktin**-Filamenten und dem einen Myosin-Filament besteht.

Mit zunehmender Dehnung (< 3,6 µm) nimmt diese Fläche dann stetig ab.

Zum anderen, weil der Abstand zwischen Aktin und den Myosin-Köpfchen hier nur 4-5 nm beträgt, welches offensichtlich die »günstige«Entfernung zur Brückenbildung darstellt. Denn bereits bei einer Verkürzung des Sarkomers auf 1,8 µm (- 0,4 µm) erhöht sich der Abstand auf bis zu 13 nm, obgleich die Überlappungsfläche bedeutend größer ausfällt (→ Volumenkonstanz-Gesetz).

• Myofibrille (Muskelfibrille)

Jede einzelne **Muskelfaser** besteht aus 100-1.000 eng nebeneinander liegenden kontraktilen Elementen, den **Myofibrillen**. Diese langen, parallel angeordneten Eiweißketten ziehen von einem Faserende bis zum anderen hin und gehen im Weiteren in die Sehnen über (→ Kraftübertragung).

Eine reizbare Zellmembran, das sogenannte Sarkolemm, liegt um die vielen Myofibrillen herum, welche wiederum von der darüberliegenden straffen Bindegewebs-Haut, dem Endomysium, zu dieser einen Muskelfaser gebündelt werden.

Innerhalb jeder einzelnen Myofibrille reihen sich – je nach Muskelfaserlänge – wie eine Kette hintereinander die Sarkomere mit einer Länge von ca. 2,5 µm je Sarkomer. Bei rund 10.000 dieser einzelnen Sarkomere ergibt sich somit eine Myofibrillen-Länge von ca. 2,5 cm (25.000 µm!).

Nebeneinander liegen ebenso 10-100 Sarkomere und bilden dabei einen Durchmesser je Myofibrille von ca. 1µm. Der gleiche Abstand von einem Sarkomer zu seinen benachbarten Sarkomeren wird durch das Filament **Desmin** (Abstandshalter) gesichert.

• Myosin

Das dickere Eiweiß-Filament (ca. 15 nm dick u. ca. 1,6 µm lang) liegt innerhalb eines **Sarkomers** und wird mittig durch die M-Linie zentriert. Unter mikroskopischer Betrachtung fallen vor allem die »Golfschläger-Köpfchen« der einzelnen Myosin-Moleküle auf. Erfolgt ein Kontraktionsbefehl, kippen die Köpfchen, welche senkrecht zu den Aktin-Filamenten hin zeigen, um ca. 45 Grad in Richtung Mitte.

Dadurch, dass je einer Sarkomer-Seite (= halbes Sarkomer) jeweils 6 **Aktin**-Filamente (hexagonale Anordnung) mit einem minimalen Abstand (4-5 nm) das (halbe) Myosin umschließen, können sich diese »kippenden Köpfchen«sehr gut an den Aktin-Molekülen einhaken (→ Brückenbildung).

Die Folge ist ein Heranziehen der Aktin-Filamente zur Mitte und damit eine Sarkomer-Verkürzung (→ »Tauzieh-Prinzip« bzw. »Gleit-Filament-Theorie« n. HUXLEY).

• Nebulin

Dieses hauchdünne Protein-Filament »umgarnt« jeweils ein **Aktin**-Filament und sorgt für die longitudinale Ausrichtung zur Mitte des **Sarkomers**.

• Passives Dehnen (Stretching)

Im Gegensatz zum **aktiven Dehnen** erfolgt die Längenveränderung des Zielmuskels (z.B. vordere Schulter-/Brustmuskulatur) **ohne** den Einsatz seines Gegenmuskels (hier: quere Rückenmuskulatur).

Damit es zu einer Dehnung des Muskels kommt, wird der Arm durch eine äußere Kraft (z.B. über die Position an der Wand oder einen Therapeuten), also passiv, nach hinten-außen geführt. I.d.R. wird diese Dehnposition ohne größere Zusatzbewegungen (also statisch-isometrisch) für einen Zeitraum von ca. 10-30 Sekunden eingenommen. Diese passive Ausführungsart wird auch als **Stretching** beschrieben und sollte – wegen der **tonussenkenden** Wirkung – vorrangig **nach** dem Sport zur Anwendung kommen.

• Perimysium

Eine einzelne **Muskelfaser**(-zelle) besteht aus bis zu 1.000 umeinander liegenden langen Eiweißketten, den **Myofibrillen**. Ähnlich einem Bund aus vielen 100 einzelnen Haarsträhnen werden diese durch das faserreiche Bindegewebe, dem **Endomysium**, eng zusammengehalten und ergeben einen Durchmesser von ca. 20-30 µm. Das **Perimysium**, eine ebenso straffe Bindegewebshaut, fasst nun ca. 10 bis 50 dieser einzelnen Muskelfasern zusammen und formt dadurch ein Faserbündel (Faszikel) mit ca. 100 µm Durchmesser.

• Poly-synaptischer Reflex (Fremdreflex)

Im Gegensatz zum **mono-synaptischen Eigenreflex** (→ Dehnungsreflex) liegen die Rezeptoren der **Muskelspindeln** nicht nur im gleichen Muskel (Agonist), sondern versorgen auch dessen Gegenmuskel (Antagonist), mit der Konsequenz, dass bei Anspannung des Muskels sein Gegenmuskel entspannt bzw. nachgibt (→ **reziproke Antagonisten-Hemmung**).

Um die Dehnwirkung bzw. die Entspannung im Muskel zu optimieren, bietet es sich daher an, während der Dehnung (z.B. Beinrückseite) die Gegenmuskeln (hier: Beinvorderseite) isometrisch anzuspannen.

Post-Isometrisches Stretching (PIS)

Siehe AED oder CHRS

• Posturales System

Die Verarbeitung aller Informationen, die sowohl über die oberflächlich liegenden (→ Extero-Zeptoren) wie die tieferliegenden (→ Intero-Zeptoren) **Analysatoren** erfolgt, ermöglicht es dem Menschen, gegenüber der einwirkenden Schwerkraft eine aufrechte Körperposition einzunehmen.

Sowohl unter statischen wie dynamischen Bedingungen wird gegen die externen Kräfte (Druck oder Zug von außen) und die internen Kräfte (der Körper selbst) die gerade Lot-Position im Raum gewährleistet.

• Propriozeption

Das propriozeptive System, auch als die Eigen- oder Tiefen-Wahrnehmung beschrieben, fasst – gegenüber der Oberflächen-Wahrnehmung – alle tiefensensiblen bzw. tieferliegenden Kontrollorgane zusammen.

Zu diesen Messfühlerchen gehören u.a. die **Muskel**- und **Sehnenspindeln**, welche unbewusst die Muskelaktivität analog der Alltags- oder Sportsituation steuern. Weitere dieser tieferliegenden Messfühlerchen liegen an den Bändern, den Sehnen und an den Gelenkkapseln und werden insbesondere durch das »instabile« Training vermehrt in ihrer Funktion rekrutiert.

• Propriozeptive Neuromuskuläre Fazilitation (PNF)

Dieses manual-therapeutische Verfahren wurde bereits in den Jahren 1946 bis 1951 von dem Neurophysiologen **H. KABAT** und der Physiotherapeutin **M. KNOTT** entwickelt. Bewegungsmuster, welche aus einer vorgedehnten Position starten und gegen den Widerstand des Therapeuten inkl. seiner akustischen Anweisungen bis zum Bewegungsende ausgeführt werden, können nach einer

Bewegungsstörung wieder neu angebahnt (fazilitiert) werden.

Dabei bezieht die PNF-Methode für eine erfolgreiche Anbahnung möglichst alle verfügbaren Sensoren (z.B. **Exterozeptoren** u. **Propriozeptoren**) mit ein.

• Rezeptoren

Die Rezeptoren nehmen die Informationen bzw. die Signale von außen (→ Extero-Zeptoren) oder direkt von innen (→ Intero-Zeptoren) auf und formen diese in Nervenimpulse um (→ Codierung).

Neben den Chemo-, Mechano- und Schmerz-(Nozi-)Rezeptoren spielen für den Sport vor allem die visuellen, akustischen, taktilen sowie die vestibulären Rezeptoren eine wichtige Rolle. Weiter werden sicher ausgeführte Bewegungshandlungen (z.B. barfuß auf Kreisel stehend) durch die »Helferlein« der tiefensensiblen **Proprio-Zeptoren** unterstützt.

• Reziproke (Antagonisten-)Hemmung

Diese »entgegengesetzte Entspannung« tritt auf, wenn sich der **Agonist** (z.B. M. bizeps brachii) beim KH-Curl anspannen muss. Diese Beugebewegung gelingt nur dann fließend, wenn sich der **Antagonist** (hier: M. trizeps brachii) entspannt und für die erforderliche Längenveränderung (Dehnung) nachgibt.

Damit beim passiven Dehnen (Stretching) der Zielmuskel (z.B. Beinrückseite im Sitzen) in eine optimal entspannte Ausgangslage geführt wird, lässt sich dies durch die bewusste Anspannung der gegenüberliegenden Beinvorderseite (Knie-Strecker) während der Dehnübung weiter erhöhen.

Gesteuert wird diese **reziproke Hemmung** durch die **Muskelspindeln** über den **polysynaptischen Fremdreflex**.

• Ruhetonus (Ruhespannung)

Dieser Begriff umschreibt einen bestimmten Spannungswert der Muskulatur in Ruhe. Ein Großteil der Muskeln besitzt auch in der »nicht-aktiven Position« bei einer Ruhelänge, welche auf das einzelne Sarkomer bezogen ca. ~2,5 µm beträgt, diese Ruhe-Spannung.

Kontrolliert wird dieser Tonus von den **Muskelspindeln** und von **Titin**.

Je kräftiger der einzelne Muskel trainiert ist, desto mehr Anteile an Titin »bestimmen« den Tonus. Auch während der Schlafphase im Liegen zeigt der Muskel eine (geringere) Ruhespannung.

Durch aktivierende Übungen, wie z.B. Lauf-ABC, werden die Muskeln sportartspezifisch auf die anstehende Sprint-/Sprungbelastung vorbereitet, auch weil dadurch der Muskeltonus angehoben wird.

Demgegenüber lässt sich durch langanhaltende Dehn-/Stretching-Übungen oder durch Yoga-Elemente der Tonus signifikant (kurzfristig) reduzieren.

• Sarkomer

Der ca. 2,5 µm lange Eiweißzylinder wird durch die beiden **Z-Scheiben** begrenzt bzw. dadurch von dem nächsten Sarkomer getrennt. Innerhalb dieses einen Sarkomers liegen die 6 dünnen **Aktin**- und das eine dickere **Myosin**-Filament sowie die 6 **Titin**-Filamente. Der Abstand zu den umliegend benachbarten Sarkomeren wird von den **Desmin**-Filamenten gesichert.

Innerhalb einer **Myofibrille** liegen – ähnlich einer Kette – 1.000 bis 10.000 von diesen kleinsten kontraktilen Zylinderbausteinen hintereinander sowie Hunderte nebeneinander.

• Schwunggymnastik

Dieser Begriff erfährt heute wieder eine berechtigte Renaissance.

In den 70er und 80er Jahren wurde die Schwunggymnastik meist zu ruckartig und zu unkontrolliert (i.S. einer »Zerr-Gymnastik«) ausgeführt. Die Konsequenz dieser zu schwungvollen Dehnung ist das Auslösen einer reflektorischen Gegen-Kontraktion (über die **Muskelspindeln**) als Schutz vor Verletzungen.

Somit konnte eine wirkungsvolle Dehnung am Muskel nicht gelingen.

Als logische Konsequenz setzte sich daher das **passive Dehnen**, welches bewusst ohne Zusatzbewegung und über eine längere Zeit den Muskel sanft in die Länge zieht, durch und wurde bis Ende der 90 Jahre auch als Warm-up mitverwendet.

Erfolgen jedoch die »schwingenden« Bewegungen dosiert und mithilfe der Gegenspieler (z.B. Bein angewinkelt nach außen drehen), spricht man von einem **aktiven dynamischen Dehnen**, gleichbedeutend der modernen Schwunggymnastik. Da viele dieser kontrollierten Schwungbewegungen auch den eigentlichen Sporthandlungen »ähneln« (z.B. Arm- u. Rumpfkreisen im Golf), sollten diese Übungen gezielt vor dem Sport eingesetzt werden.

• Sehnen

Die vorrangige Aufgabe der Sehnen, als Verbindungsglied zwischen Muskel und Knochen, ist die **Kraftübertragung**. Während sich der Muskel sehr stark zusammenziehen wie auseinanderziehen kann (→ Verkürzung vs. Dehnung), benötigt man – für eine optimale Weiterleitung der Zugkräfte – elastische Eigenschaften. Die parallel verlaufenden Bindegewebsfasern liefern hierfür eine extrem hohe Zugfestigkeit von bis zu 60 N/mm². In Ruhe zeigen diese kollagenen Fasern der Sehnen eine wellenförmige Struktur und können durch intensive Dehnung um einige Prozent (+ 3-5%) gestrafft werden.

Dieser Zustand, der jedoch eine Minderung der optimalen Kraftübertragung mit sich führt, hält (bei ausbleibenden Gegenmaßnahmen) für einige Minuten an, da erst zeitversetzt die »gestrafften« Fasern wieder in ihre ursprüngliche Wellenform »zurückkriechen« (→ **Creeping**).

• Sehnenspindeln (Golgi-Spindeln)

Neben den **Muskelspindeln** liegt im Übergangsbereich von Muskel zu Sehne das zweite Sinnesorgan der Muskulatur, die sogenannten Sehnenspindeln. Je eine **Sehnenspindel** umgarnt wie ein Netz ca. 3-25 Muskelfasern und verläuft zu den nächsten Nachbar-Spindeln **hintereinander**.

Bei einer zu starken passiven Dehnung oder einer plötzlichen Anspannung des Muskels, gleichbedeutend einem zu **starken Zug** auf die Sehne, lösen die Sehnenspindeln bzw. deren sensiblen Ib-Fasern eine reflektorische (Gegen-) **Entspannung** (→ **autogene Hemmung**) aus.

Somit überwachen (zusätzlich zu Titin) die Sehnenspindeln, gegenüber den Muskelspindeln mit ihrer Längen-Kontrollfunktion, die **Muskelspannung**.

Der Schwellenwert, ab welchem eine Erschlaffung befehligt wird, ist – im Vergleich zu den Muskelspindeln – jedoch höher angelegt, so dass erst bei starken Zugreizen diese **»Kontraktions-Bremse«** zur Wirkung kommt.

Durch diese »Spannungs-Empfindlichkeit« wird eine Verletzung am Muskel bzw. der Ansatzstelle von Sehne zu Knochen verhindert.

Im Rahmen der **AED**-Technik (→ **PIS/CHRS**) nützt man bewusst diesen Sehnenspindel-Mechanismus aus. Durch eine isometrische Anspannung erfolgt im Anschluss kurzzeitig eine erhöhte Entspannung (→ **autogene Hemmung**) des Muskels, mit dem Vorteil einer »günstigeren« Dehnung.

1906 erhielt **Camillo GOLGI**, ein italienischer Arzt, für die Entdeckung und Beschreibung der Sehnenspindeln den Nobelpreis.

• Stretching

Bei der Vielfalt an Dehntechniken (u.a. aktiv vs. passiv, statisch vs. dynamisch) nimmt das passiv-statische Dehnen, auch **Stretching** genannt, eine wichtige Form ein. Dabei wird **ohne** die Mithilfe der Gegenspieler der Zielmuskel für etwas 10-30 Sekunden in eine Dehnposition geführt. Durch äußere Kräfte (z.B. an der Wand stehend, den Einsatz der Schwerkraft oder eines Partners) werden Ursprung und Ansatz eines oder mehrerer Muskeln ohne weitere Zusatzbewegungen (statisch) voneinander entfernt gehalten.

Diese bekannte Dehnvariante sollte eher **nach** dem Sport (Cool-down) ihre Anwendung finden, da hierdurch der Muskeltonus und damit die (explosive) Leistungsfähigkeit des Muskels kurzzeitig herabgesetzt wird.

• Stiffness

Siehe Muskeltonus

• Synergist

Während eine Gelenkbewegung durch die **Agonisten** (z.B. Knie-Strecker) erfolgt, müssen die **Antagonisten** (hier: Knie-Beuger) entspannen bzw. durch eine Dehnung die entgegengesetzte Streckbewegung zulassen.

Jede (größere) Gelenkbewegung wird aber nicht nur von einem Muskel alleine ausgeführt, sondern erfährt i.d.R. von mithelfenden Muskeln eine Unterstützung mit dem Ergebnis höherer Kräfte.

Bei diesem Zusammenarbeiten mehrerer Muskeln (z.B. M. quadrizeps femoris als kniestreckende Muskelgruppe) spricht man von den **Synergisten**.

• Titin

Dieses »superdünne« Eiweiß-Filament (2-3 nm) wurde erst Ende der 70er (u.a. von den Biologen MARUYAMA u. WANG) entdeckt und Anfang der 80er Jahre in seinen Funktionen näher beschrieben.

Unter dem Elektronen-Mikroskop erscheint ein »Protein-Knäuel« (ähnlich einem Wollknäuel) mit ca. 3-12 einzelnen Fäden. Im Mittel sind dabei je **6 Titin**-Filamente an jeweils einem **Z-Streifen** verankert, stellen eine direkte Verbindung zu dem freien Myosinende her und laufen weiter parallel bis zur Mitte (M-Linie) am **Myosin** entlang.

Neben der Kontrolle zur **Muskelspannung** mussten insbesondere durch die **»Federfunktion«** von Titin eine Neubewertung und Überarbeitung der Dehnübungen vorgenommen werden.

Sowohl labortechnische wie vor allem sportpraktisch ausgerichtete Studien in den 90er Jahren konnten eindeutig belegen, dass zur maßgeblichen Veränderung der Beweglichkeit das Kraftverhältnis von **Agonist** zu **Antagonist** »neu« ausgerichtet werden muss.

Nicht umsonst erhielt dieses Protein-Filament Anfang der 2000er Jahre den Titel »Filament des Jahrhunderts«.

• Visual Analog Scale (VAS)

Mithilfe einer Skalierung von 1-10 lässt sich das **subjektive** Schmerzempfinden des Patienten gut objektivieren. Schmerzangaben von 2-5 gelten dabei als leicht bis mittel, während 6-9 mit stark bis sehr stark eingestuft werden.

Ebenso kann diese numerische Angabe auch im Training (z.B. für Kraft oder Ausdauer) zur Anwendung kommen, um die Intensität im submaximalen Bereich (VAS < 7-8) richtig zu dosieren.

Insbesondere beim Dehnen und beim Yoga hilft diese subjektive Orientierung sehr gut, damit die einzelnen Dehnpositionen in einem nur »angenehm ziehenden« Bereich (VAS ~ 3-5) durchgeführt werden.

• Volumenkonstanz-Gesetz

Beim Umformen eines Werkmaterials (z.B. Eisenrohr) wird das Volumen i.d.R. nicht verändert. Ähnlich wie bei einem mit Wasser gefüllten Luftballon nimmt – je nach Handhabung – dieser eine andere Form ein, sein Volumen (z.B. 500 ml Wasser) bleibt aber gleich. Auch der Muskel zeigt dieses Verhalten. Sowohl bei Dehnung wie auch bei Anspannung verändert dieser seine Form (von länger bis kürzer), das Volumen bleibt jedoch konstant gleich.

• Yoga (Hatha-Yoga)

Per Definition stellt Yoga ein ganzheitliches körperliches wie geistiges Übungsprogramm (aus Indien) dar. Der Begriff »Yoga« bedeutet übersetzt die Verbindung bzw. Vereinigung von Körper, Geist und Atmung.

Die Ausführungsart vieler Übungen (Asanas) »ähnelt« dabei den bekannten Dehnübungen aus dem Sport. Jedoch erfolgt zum einen die Dehnung über sehr lange Zeiträume (> 60-90 Sekunden) sowie über mehrere Wiederholungen (3-5 Whg.).

Dadurch kann sich – im Gegensatz zum herkömmlichen Stretching – eine weitaus effizientere Entspannung im Muskel entwickeln.

Zusätzlich wird diese optimale Dehnwirkung auf den Muskel durch das bewusste Anspannen der Gegenmuskeln (→ **reziproke Antagonisten-Hemmung** über die Muskelspindeln) bedeutend gesteigert.

Diese aktive Mitarbeit der (meist) schwächeren Antagonisten (z.B. quere u. lange Rücken- sowie Gesäß-Muskeln) trainiert gleichzeitig deren wichtige kraftausdauernde Funktion für eine aufrechte Haltung.

In der Konsequenz wird hiermit langfristig auch die Beweglichkeit wirkungsvoll erhalten bzw. verbessert.

Somit setzt Hatha-Yoga die wichtigen Erkenntnisse aus der modernen Sportwissenschaft und Trainingslehre zum Thema »Dehnen und Beweglichkeit« und darüber hinaus gewinnbringend um.

• Z-Scheiben (Z-Streifen/Zwischen-Scheiben)

Die Zylinderform dieser kleinsten kontraktilen Einheit, des **Sarkomers**, wird durch jeweils zwei Trennscheiben, den sogenannten **Z-(Zwischen-) Scheiben**, gebildet. Wie ein Rahmen begrenzen diese Z-Streifen zum einen die Länge eines einzelnen Sarkomers auf etwa **~ 2,5 µm** in Ruhe. Zum anderen erfolgt dadurch auch die Abgrenzung bzw. Unterteilung der vielen hintereinanderliegenden Sarkomere innerhalb der einzelnen **Myofibrille**.

Von diesen Z-Streifen strahlen – neben den **Aktin**-Filamenten – auch die **Titin**-Filamente zur Mitte, welche mit ihrer »Feder-Funktion« an den freien Myosin-Enden befestigt sind und das Sarkomer in Position halten.

Literatur:

- **Peter Markworth**
  Sportmedizin, Physiologische Grundlagen, Nikol 2012
  ISBN 978-3-8682-0190-1

- **Prof. Klaus Wiemann, PD Dr. Andreas Klee**
  Beweglichkeit / Dehnfähigkeit, Hofmann 2005
  ISBN 978-3-778-00171-4

- **Prof. Dr. Jürgen Freiwald**
  Optimales Dehnen, Sport-Prävention-Rehabilitation, Spitta 2013
  ISBN 978-3-941-96418-1

- **Frans van den Berg**
  Angewandte Physiologie, Band 1, Thieme 2012
  ISBN 978-3-13-116033-1

- **Sally Parkes**
  Die Anatomie des Yoga, Librero 2016
  ISBN 978-90-8998-621-4

- **W.-U. Boeckh-Behrens/W. Buskies**
  Fitness-Krafttraining, Rowohlt 2008
  ISBN 3-499-19481-3

Links:

- **Dr. Kurt Moosburger**
  Was ist dran am Dehnen (Stretching)? Fakten – Mythen,
  Sport- und Präventivmedizin Österreich, 43. Jahrgang, Heft 3 + 4/2013
  www.dr-moosburger.at

- **Fritz Zahnd**
  Stretching – Suche nach Erklärungen
  Manuelle Therapie, 0405, Artikel 14mt05, 2005, 9: 1-8

- **PD Dr. Wolfgang Linke**
  Faszinierendes Riesenmolekül, Universität Heidelberg, Ausgabe 01/2000

- **Dr. Anne Göring**
  Zum Einfluss dynamischer Yogaformen auf die WS-Beweglichkeit
  Zeitschrift für Sportmedizin, 09/2013

- **wiki.yoga-vidya.de/Wissenschaftliche_Studien**
  Studienportal zu speziellen Themen (z.B. Yoga u. Rückenschmerzen)

Dieses Buch vermittelt erstmals das Grundlagenwissen über die Funktionsweise und die praktischen Anwendungen der Nadi-Muskeltherapie. Der bekannte Yogatherapeut Remo Rittiner hat Jahrtausende altes yogisches und ayurvedisches Wissen mit modernsten Erkenntnissen der Neurophysiologie und Neuroanatomie verbunden und zu einer hochwirksamen ganzheitlichen Therapieform weiterentwickelt. Von der Anamnese bis zum Behandlungsablauf wird anschaulich und konkret erklärt, wie Verspannungen, Schmerzen und Blockaden bei den uns heute bekanntesten Beschwerden gezielt gelöst werden können.

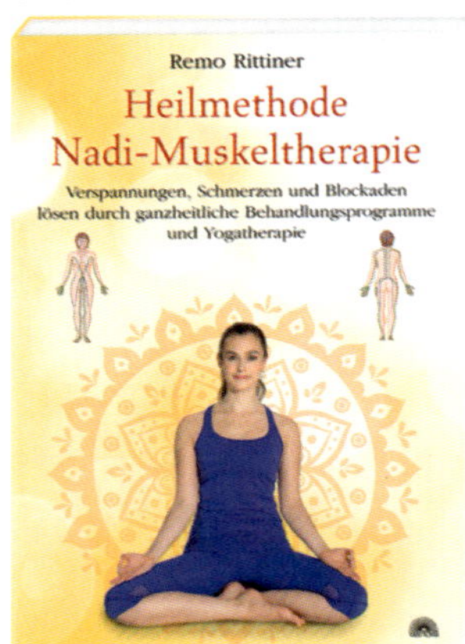

REMO RITTINER
Heilmethode Nadi-Muskeltherapie
Verspannungen, Schmerzen und Blockaden lösen durch ganzheitliche Behandlungsprogramme und Yogatherapie

Paperback, 176 Seiten, vierfarbig,
200 farbige Fotos und 80 anatomische Bilder
ISBN 978-3-86616-385-0

Dieses fundierte, einfühlsame Yoga-Buch schließt eine Lücke in der Yoga-Literatur, denn es zeigt, wie elementar wichtig es ist, beim Praktizieren auf die eigene gesundheitliche und körperliche Verfassung zu achten. Denn nicht jede Übung ist für jeden Menschen gleich gut. Es braucht stets Achtsamkeit und Sensibilität, um beim Ausüben der Asanas etwaige gesundheitliche oder physiologische Einschränkungen mit einzubeziehen. Mit diesem hier beschriebenen Wissen kann die Yogapraxis wirklich für jeden ganz individuell seine wohltuende Wirkung entfalten. Eine besonders großartige Leistung dieses Buches ist es, dass die Autoren für sehr viele Krankheitsbilder ganz konkret die heilsamsten Übungen zusammengestellt haben.

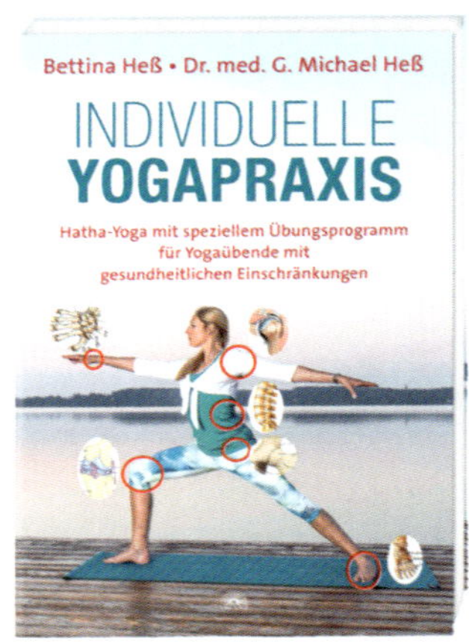

BETTINA HESS
DR. MED. G. MICHAEL HESS
Individuelle Yogapraxis
Hatha-Yoga mit speziellem Übungsprogramm
für Yogaübende mit gesundheitlichen Einschränkungen

Klappenbroschur, 336 Seiten,
75 vierfarbige Fotos, 60 Grafiken, 70 Zeichnungen,
ISBN 978-3-86616-403-1

Die aufgezeichneten Texte dieses Buch sind ein strahlendes Juwel der spirituellen Literatur, ein kostbares Geschenk für jeden Menschen, der nach den letzten Antworten sucht. In jedem Abschnitt, in jedem Kapitel atmet es die Aura des erleuchteten Geistes von Paramhansa Yogananda, einem der bedeutendsten geistigen Lehrer des zwanzigsten Jahrhunderts und Autor des weltberühmten Meisterwerkes »Autobiografie eines Yogi«.

Dieses Buch gibt Antworten auf alle wirklich bedeutenden Fragen des spirituellen Lebens und führt zur Selbstverwirklichung. Es ist von Liebe, Weisheit und der einmalig spirituellen Klarheit eines erleuchteten Meisters erfüllt.

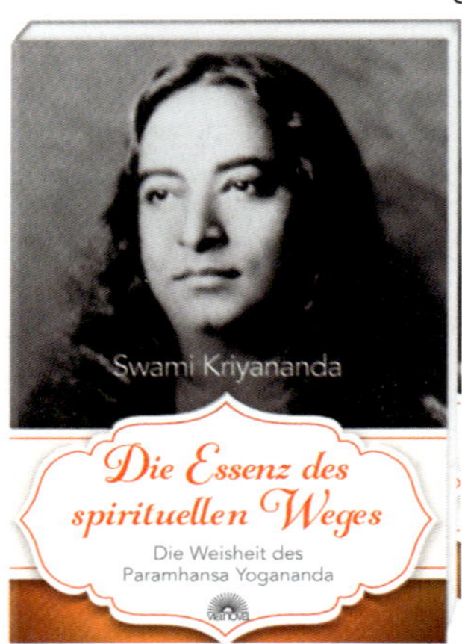

SWAMI KRIYANANDA
Die Essenz des spirituellen Weges
Die Weisheit des Paramhansa Yogananda

Paperback, 224 Seiten
ISBN 978-3-86616-380-5

Entdecken Sie in diesem Buch die preisgekrönte und tausendfach bewährte Erfolgsmethode der Spiraldynamik, die auf einer gänzlich neuen Betrachtung des evolutionären menschlichen Bauplans basiert. Es zeigt einen konkreten und anatomisch sinnvollen Weg, wie Sie sich körperlich verändern und aufrichten können. Erfahren Sie wie durch die Bewusstheit der körperlichen Bewegung und Haltung ein vollkommen neues Lebensgefühl geweckt werden kann – frei von Beschwerden, zentriert, präsent, selbstbewusst, in Würde, kraftvoller Lebendigkeit und Ausstrahlung. Bahnbrechende Einsichten über die menschliche Anatomie und seiner Bewegungen werden hier ganz praktisch und konkret in einem perfekt aufeinander abgestimmten Übungsprogramm vermittelt.

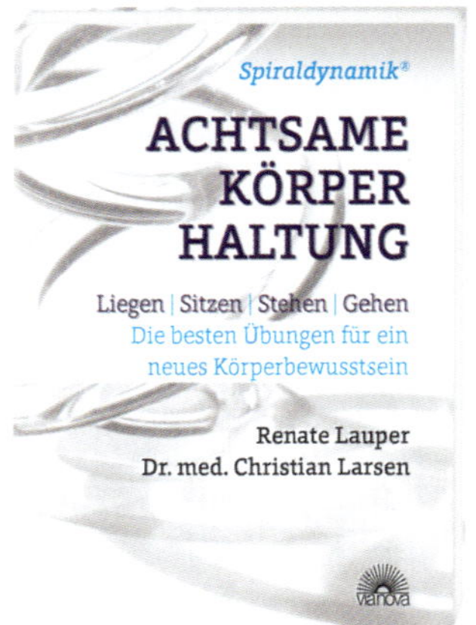

RENATE LAUPER / DR. MED. CHRISTIAN LARSEN
SPIRALDYNAMIK®
Achtsame Körperhaltung
Liegen, sitzen, stehen, gehen – Die besten Übungen
für ein neues Körperbewusstsein

Klappenbroschur, 176 Seiten, 120 farbige Abbildungen
ISBN 978-3-86616-336-2